以腎為基（改版）

用現代科學看中醫腎脈，解析傳統氣功養生源流

王唯工
王晉中
＝著

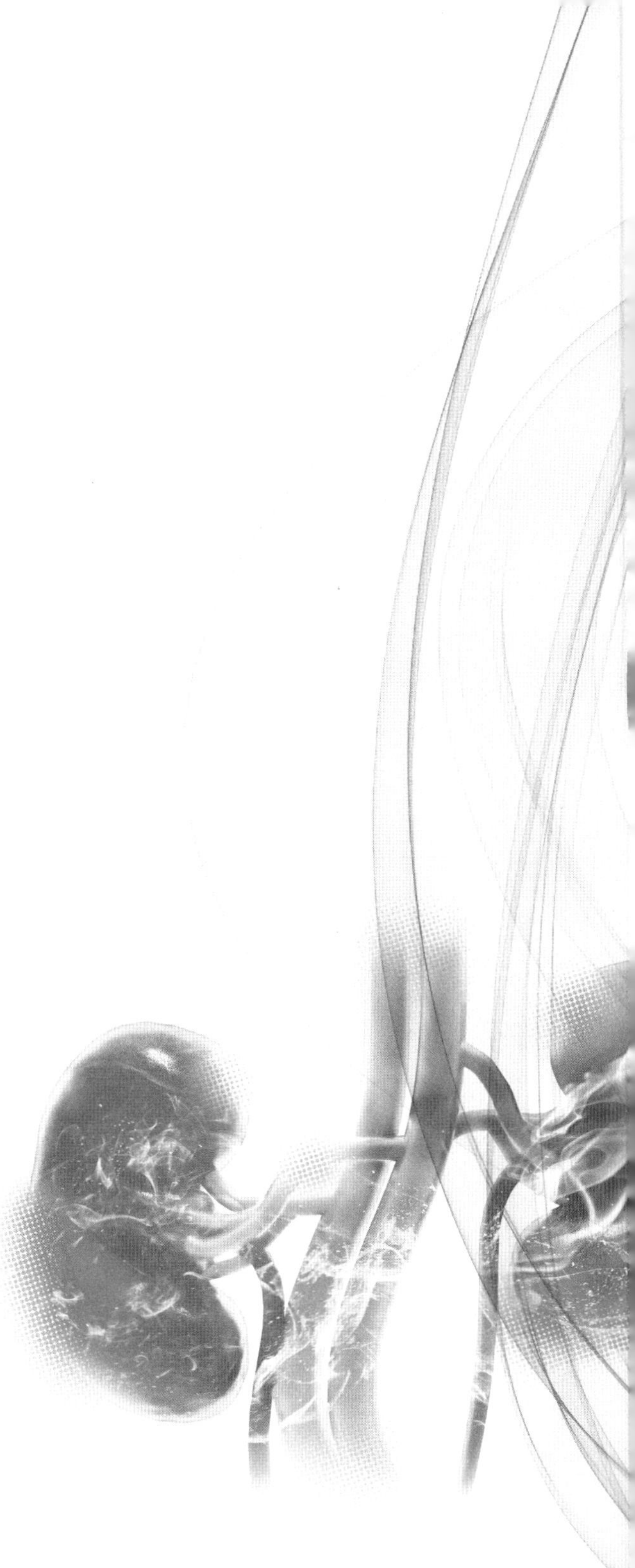

作者序

一起來去蕪存菁，推廣健康常識

王唯工

這本《以腎為基》，串聯了過往基礎中醫的一些介紹工作，也為中醫藥的系統做了一個小結。

腎之所以複雜，一是本來就複雜，二是人為的加油添醋、誇大其辭，再加上一些有心人士藉此招搖撞騙。

在過去三十多年的研究過程中，事實上我們大多在做去除錯誤的工作。

在人的學習歷程，例如學打球，在你沒學之前，可以隨意亂打，這時自由度（entropy）最大；當你逐漸學會一些基本的打球規則，你就不能亂打了，必須遵循這些規則的規範；而當你技術更精進，每個球就只有一個最佳的打法，此時你完全失去了自由，混亂度反而降為零。

所以，學習是一個降低亂度的過程。正確的資訊愈多，自由度就愈少，這就是資訊理論中，資訊＝負熵（information＝negative entropy）理論。

在中醫的研究中，我們只提供了「血液循環的共振理論」這個新的資訊，然後接下來的工作，就是依照這個資訊，將中醫藥理論的混亂度降至最低，希望最後能定於一。

我們呼籲「大家一起來」，參與這個去蕪存菁的工作，讓中醫藥成為嚴謹而又人性化的知識，更進而推廣為維護全民健康的常識。

作者序

承先啟後，我的脈診之旅剛剛開始……

王晉中

記得小學三年級的某個清晨，爸爸看到我起床了，就迫不及待的跟我說著他對中醫脈診和循環系統的假說。當時剛離開被窩、仍懵懵懂懂的我，面對他說得口沫橫飛、一臉興奮，眼睛一直盯著爸爸手裡從巷口買回來的那一袋小籠包。

上國中的那個暑假，爸媽苦口婆心地要我用打電動的Apple II，把一個一個正弦波相加在一起，突然發現這合成的波型竟然很眼熟，和在爸爸實驗室看到的橈動脈脈搏波很相似……。

大三升大四的暑假，爸爸為了要訓練我，把脈診儀第二代改版的硬體及韌體都交給了我，那時我剛初學8051，暑假每天都在實驗室Debug，當年還同時在準備GRE，後來儀器完成了，但是GRE卻考砸了。

從大一開始，爸爸一直希望我去修生理學和生化，直到博三，我終於硬著頭皮去跟大三學生一起上一班二〇〇人的課，雖然身邊的小孩們都不能理解「怪叔叔」來上課的動機，特別是生理學實驗解剖青蛙，那個落單的學生不得已只能跟「怪叔叔」一組……。而在職場待了幾年後，我發現當年的努力，終究拓展了我日後研究的廣度，並且影響不小。

出國留學以後，脫離了家庭的影響，開始了自己的職涯規劃，爸爸雖然每次在越洋電話中都會很興奮的跟我討論最新研究成果，但電話另一頭的我卻總想著怎麼把手上的醫療影像儀器完成，脈診研究跟我似乎沒有什麼關係了……。

前些年，我在國外已能獨當一面，參與過也曾領導一些大型醫療影像系統的研發及產品化，與脈診研究的距離更是愈來愈遠了。雖然爸爸從二〇一一年就開始對我不停的招喚，但是在國外已逐漸開展出自己的一片天地，面對著眼前安逸的生活，艱苦創業似乎不是我的選擇，儘管我心裡隱約知道，有一天，我會要接續爸爸的研究。

二〇一五年初冬，由於不忍見爸爸年事已高，還得忙忙碌碌的推廣他的研究，也為回應父親「當仁不讓」的期望，我辭去了工作，接手父親的研發團隊，秉持著發揮自己最大正面影響力的初衷，以脈診研究和推廣脈診普及化為今生的志業。

經過兩年的努力，我們已經有上千台脈診儀器在世界各地照護著許多人的健康，大規模的臨床研究也持續進行著，這次書裡也記載了許多我們最新的研究成果，相信在不久的將來，在新科技元素的加持下，脈診將成為第一線照護人類健康的工具。

最後，這是爸爸的第十本書，也是最後一本，而我的脈診之旅，才剛剛開始……

Contents
目 錄

PART 1

腎在中醫體系之中，最為神秘、最難理解，但又與其他器官及功能牽連最廣。它不止是腎臟、泌尿功能、腎上腺，或一些腎臟的直接功能，就中醫而言，腎是所有心跳第二諧波所主導輸送血液的器官、組織……。

Contents

目錄

PART 2

【分辨篇】道家佛家修行養生的追求 72

道家氣功講的是性命雙修。但性和命又是什麼呢？其實就是身、心、靈。身即是「命」，心與靈就是「性」。佛教是講心、修心，能得正道，就能進入靈的範疇，並沒有特別講到命。所以佛家是重性輕命，也就是重心靈，而輕身體……。

PART 3

【解析篇】氣功也可以由數學推論 100

因為心跳是穩定的，所以其組成分量都是諧波，這是數學的必然，也是我們先祖發明了中醫藥的重要基礎。因此在「氣功」的討論中，開宗明義，我們就應用了必然正確的數學來推論。而這個所謂的內功，應是與二、四、六這一組共振諧波有關！

Contents

目錄

PART 4

前言

以數學理論破除「腎」的迷思

在中醫的理論中，最基礎的、應用最廣的，也是最為混亂的，就是十二經絡中之——「腎」。

中醫之理論，以十二經絡為系統，可以非常簡捷、易懂，條理分明，分門別類，只要對向量分析和本徵模等基礎數學有些基本概念，再具備一些生理上的了解就能做到。

在十二經絡中，能量是愈來愈小。我們由C0（第〇諧波，也就是心包）開始，心包是心臟能量之總輸出，與靜脈回流和心臟本身供血能力及健康都有關係。

C1係肝，肝之供血，三分之二以上來自於門靜脈，也就是由脾胃消化系統的靜脈供應，只有不到三分之一血量是由心臟經過動脈供應。

這也就難怪在我們夾肝動脈實驗中，不能像夾腎動脈或到消化系統的上腸系動脈，可以看到很明顯的共振。而中藥典分類中，補肝腎的，其實大多是補脾，因為門靜脈由脾之輸出，才是肝營養的主要來源。

接下來C2就是腎。

腎是十二經絡中最難懂的，連中醫最基礎的兩部經典《內經》、《難經》都著墨甚少，而且不一致。再加上之後二、三千年來，各朝各代的前人不斷加油添醋，尤其是在混入氣功後，腎就成了華人最大的迷思，神秘而隱晦。

因此，這本書中，我們以數學的基礎理論為根據，不再糾纏於過去雜亂無章、自圓其說的各種道法，而是用了禪宗所謂的「直指本心」、「當頭棒喝」的作法。希望為大家理出一些頭緒。

PART

1

【観念篇】

它們說的腎不是你想的腎

腎在中醫體系之中，最為神秘、最難理解，但又與其他器官及功能牽連最廣。它不止是腎臟、泌尿功能、腎上腺，或一些腎臟的直接功能，就中醫而言，腎是所有心跳第二諧波所主導輸送血液的器官、組織……。

1 中醫體系的腎，大不同？

在中醫理論中，對全身器官組織的分類只有十二個，也就是十二經絡。而經絡與相對應之器官，因為是相同的共振頻，由供血的立場來說，就是榮枯與共了。

中醫的基礎理論也就是血液循環之分配原理。簡單扼要的說，**中醫之應用，就是在糾正、補救失去平衡的血液循環**。因而「致中和」就是中醫健康的定義，也是正常人或平人（無病者）應有的血液分配。

所以中醫所言之肝，不僅包含肝臟，也包含肝經，以及所有血液經由心跳之第一諧波提供血液的身體各組織、器官等。

而腎就是心跳的第二諧波所推送血液的所有器官、組織。

在左表所列十二經絡對應的十二個諧波之中，心包對應C0，也就是心臟能量之總輸出；C1對應肝臟、肝經及一切由第一諧波推動供血的器官、組織。

十二經絡分配的能量在手腕（寸口）測量，由C0、C1、C2、C3……，逐漸變少。

十二經絡	對應諧波
心包經	第〇諧波 (C0)
肝經	第一諧波 (C1)
腎經	第二諧波 (C2)
脾經	第三諧波 (C3)
肺經	第四諧波 (C4)
胃經	第五諧波 (C5)
膽經	第六諧波 (C6)
膀胱經	第七諧波 (C7)
大腸經	第八諧波 (C8)
三焦經	第九諧波 (C9)
小腸經	第十諧波 (C10)
心經 (未定)	第十一諧波 (C11)

這是身體血液分配的規則。

這十二經中，「致中和」是《內經》提出之健康指導。但是這個指導，對腎卻是唯一不正確的，因而腎成為《內經》指導原則的化外之民。

華人最重補腎

腎在中醫體系之中，最為神秘、最難理解，但又與其他器官及功能牽連最廣，也因此補腎就成了華人的癖好。尤其是男人，腎虛成了最大的惡夢！

它不止是腎臟，不止是泌尿功能，也不止是腎上腺，或一些腎臟的直接功能，就中醫而言，腎是所有心跳第二諧波所主導輸送血液的器官、組織。

所以，要理解中醫所言之腎，就得由第二諧波的特性來入手。

第二諧波的能量，沒有第〇諧波（心包），也沒有第一諧波（肝）來得大，這是十二經絡中第三大的能量。但是為什麼腎臟在華人的心目中這麼重要呢？

認為腎重要，對健康重要，對體力重要，尤其是性功能之相關性，更是許多華人的迷思！難道心功能（C0）和肝功能（C1）就不重要嗎？

❖腎（第二諧波）的特殊性❖

在探討腎（C2）的特殊性之前，我們先來了解心與肝的能量變化。

如果C0變大了，表示心臟的收縮，在噴出血液上有些不夠力，這與西醫檢查的**EF**（**Ejection Fraction**，心室收縮時射出的血量比率），心臟收縮指數有很多相似之處。心臟收縮指數愈小，表示C0愈大，也就是中醫所說的心火旺，心臟收縮力不足以把血液迅速有效的送入主昇動脈，進而進入體循環。

心臟收縮，是心臟肌肉的瞬間動作，在數學上相當於一個脈衝波。一個脈衝波包含各種頻率，這是數學定理，所以心臟每次收縮產生的脈衝，就能產生十二種諧波，分送到十二經絡。這個脈衝愈短而高，表示心肌有力，也就是**EF**數值愈大，則C0愈小；反之亦然。因此**C0變大，表示老化、心臟無力，也就是心火上升**。

而肝脈（C1）呢？

肝脈大，肝火旺，是相火（請參看《以脈為師》），也是不健康的指標。一般而言，這表示肝硬化（但尚未達西醫所稱之肝硬化），肝的彈性變差，是自然老化的必然結果，或因血中有毒物質需要肝臟解毒，增加去肝臟的血流量，以加速清除毒物的效率，在飲酒或服用一些西藥，甚至喝咖啡後常會發生，所以**C1變大也是老化或有毒在身的現象，並非好事**。

至於腎脈呢？

我們經過三十年的觀察，不論是老鼠，或是人，都是腎愈強愈好。《內經》中說：「獨大者病，獨小者病。」或「致中和」，只有腎是異類，在一定的範圍內是愈大愈好。（註：近期脈診的研究發現，在特殊病變（如心肌梗塞）時，腎脈能量也會異常升高。）

僅此一點，就可略知腎的特殊性與重要性了。

腎陽與膀胱經

在《內經》中，對腎的敘述並不很多，主要是原則性的指出：

「腎者主水」——〈素問・上古天真論〉

「腎主骨」——〈素問・宣明五氣篇〉

「腎生骨髓」——〈素問・陰陽應象大論〉

「腎氣通於耳」——〈靈樞・脈度〉

「腎藏精，精舍志」——〈靈樞・本神篇〉

這些指導，只是將十二本經各司之職、各主之功，以對等的用字同辭，把所主、所生、所藏、所舍，做一個全面性、普遍性的指導。

在現代教科書中，對腎陽大多交代不清，有些人認為腎陽是膀胱經，此說好像也有些道理，因為高頻率的經絡巡行上頭，影響人的慾望。而性慾與膀胱經的確是相關的，一些補腎的藥（如巴戟天等）就是腎與膀胱經一起補，甚至還有只補膀胱經，浮陽溢入膀胱，蘊成濕熱，造成虛火上炎，反而危害身體健康。

此外，人在傷寒（病毒感染）時也容易性衝動，因為膀胱經（第七諧波）能量上升，也大大增加了病毒的傳播能力。

但膀胱經雖然經過各個內臟的腧穴，卻只限於對各內臟供血的調節，尤其是共振頻的阻抗匹配，對於能量之直接增大，似乎無能為力，也不能產生與命門或腎陽相似的生理功能。

2 腎陽為三焦元氣之主

也有古人認為腎陽為三焦元氣之主（也就是炁，道家之真氣），元氣是生命活動的原動力，而元氣貫通於三焦，充沛於臟腑組織。

要說明白這個論點，先得把「三焦」的定義弄清楚。

在《內經》中對三焦有兩種定義：一**為上焦、中焦、下焦（也就是三部）**；一**為三焦經，也就是第九諧波之共振經絡**。

而以三焦經來說，《內經》對它有一個特別的敘述——「行於脈外」，說明三焦經之能量有個特性是其他經絡共振頻所沒有的。

其他經絡共振頻都在脈之內，也就是只運行於血脈所及之處——血管與穴道，在器官之中，在大血管與小血管的範圍之內。

只有三焦經，可以溢出血脈，在全身產生共振，運行於脈之外，是以全身腠理，將全身視為一個大共振腔之共振狀態。這在現代生理學，或運動生理學，也發現人體整體有一個共振頻，是以身體為整個共振單位，頻率也接近心跳頻率之九倍。

由這個角度看三焦經，則奇經八脈也就容易理解了。

❖ 奇經八脈與共振常模 ❖

如果把人體看成一個共振單位，那麼在一個類似橢圓球的人體產生共振時會有哪些常模（Normal mode）？

從左頁的示意圖來看，這奇經八脈與一個橢圓球常模是十分相似的。

奇經八脈與十二正經耦合，產生其混合之共振頻，如任脈為C0＋C9，督脈為C7

＋C9；帶脈是C2＋C9，衝脈也可能是C2＋C9；陰蹻脈起於C2（＋C9）合C5（＋C9）（胃），陰維脈也是起於C2（＋C9）；而陽維脈可能是C6＋C9，陽蹻脈是C3＋C9。

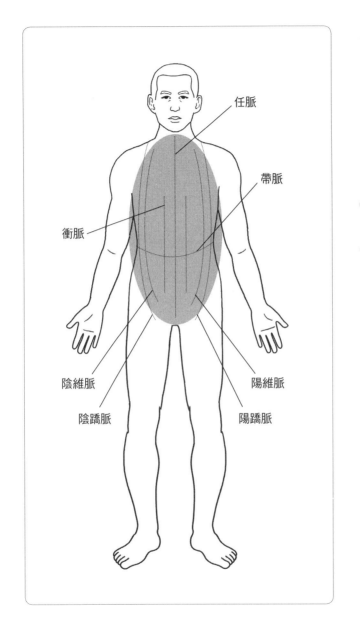

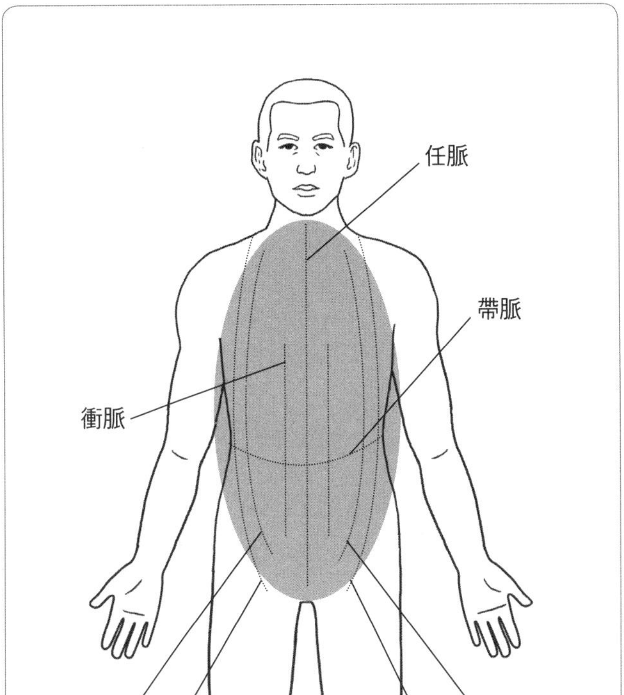

這八脈之中，一半以上皆與腎有關，也難怪一些古代醫家視三焦經為腎陽分布之管道。何況三焦經是全身的共振，幾乎與每一條經的共振頻都有相遇，而且可能互通能量（李時珍認為奇經八脈是三焦經能量主要聚集之處）。

平衡全身之氣——三焦經

三焦經是氣之湖泊，就像水一樣，在其他經絡水多時蓄洪，水少時流出灌溉，做為全身之氣互通有無之平衡，也是密布全身保衛體表之衛氣，與三（營氣）互通，因為三、六、九諧波之共振，是身體最重要的共振，也是氣進出身體主要管道。

但是三焦之氣，雖是遊走全身之衛氣，其能量比起腎陽的能量與功能卻小很多，不足以代表腎陽。

那麼腎陽究竟是怎麼產生的？有些什麼功能？其實「大哉問」，而這正是本書最想要探討的問題。

◆奇經八脈之循行路徑

明．李時珍《奇經八脈考》有曰：

奇經八脈者：陰維也、陽維也、陰蹻也、陽蹻也、衝也、任也、督也、帶也。……

陽蹻主一身左右之陽，陰蹻主一身左右之陰，以東西言也。

督主身後之陽，任、衝主身前之陰，以南北言也。

帶脈橫束諸脈，以六合言也。

是故醫而知乎八脈，則十二經、十五絡之大旨得矣；

仙而知乎八脈，則虎龍升降、玄牝幽微之竅妙得矣！

任脈起於會陰，循腹而行於身之前，
為陰脈之承任，故曰陰脈之海。

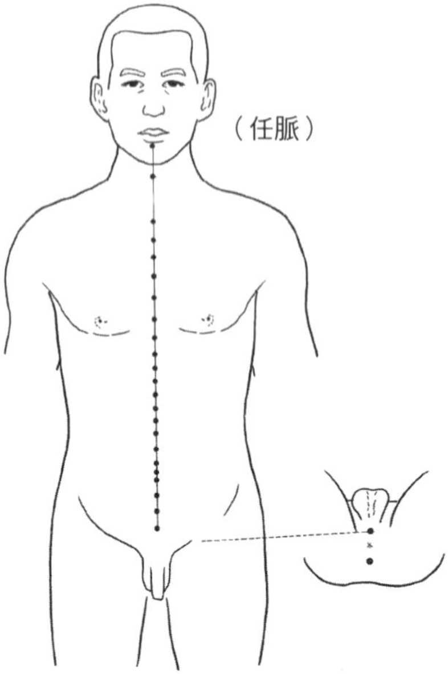

督脈起於會陰，循背而行於身之後，
為陽脈之總督，故曰陽脈之海。

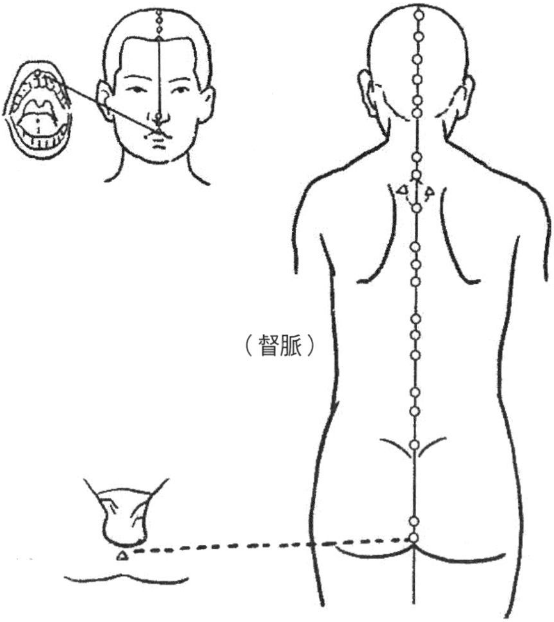

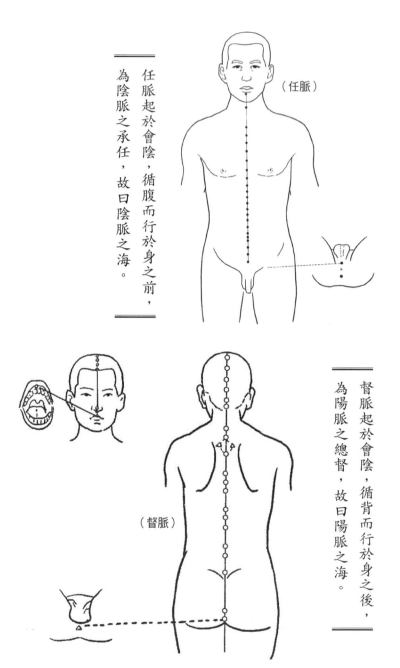

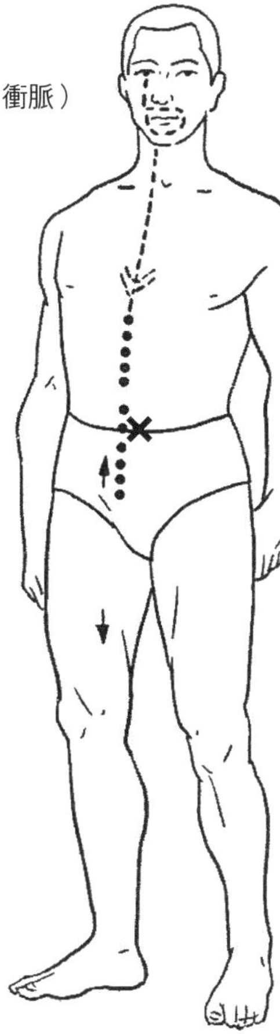

衝脈起於會陰，夾臍而行，直衝於上，為諸脈之衝要，故曰十二經脈之海。

帶脈則橫圍於腰，狀如束帶，所以總約諸脈者也。

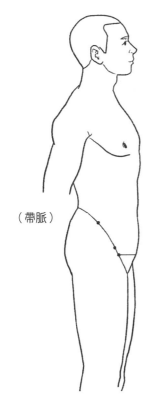

陽維起於諸陽之會，由外踝而上行於衛分；陰維起於諸陰之交，由內踝而上行於營分，所以為一身之剛維也。

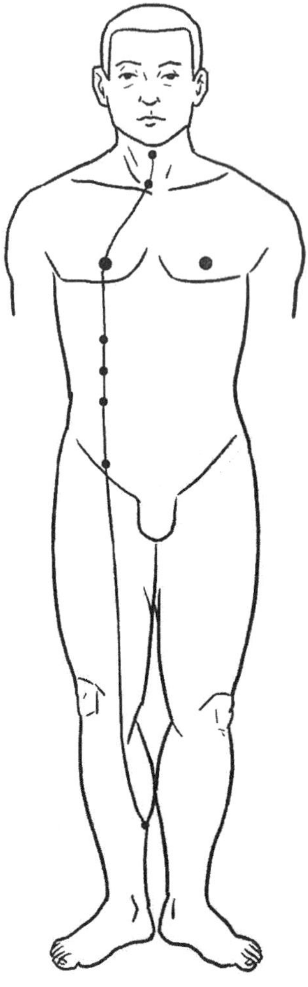

（陰維脈）

（陽維脈）

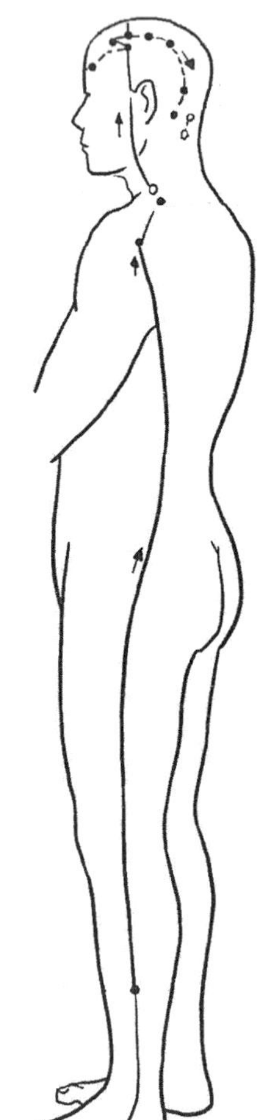

（陰蹺脈）

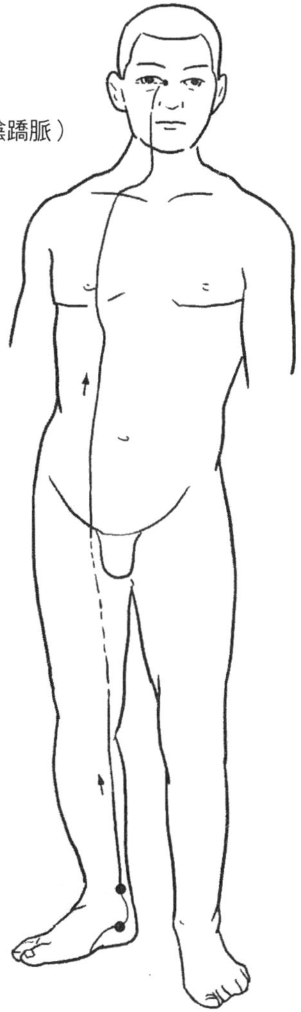

陽蹺起於跟中，循外踝上行於身之左右；陰蹺起於跟中，循內踝上行於身之左右，所以使機關之蹺捷也。

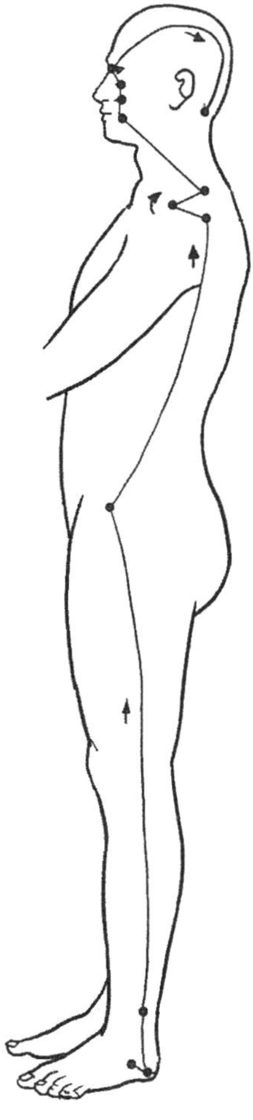

（陽蹺脈）

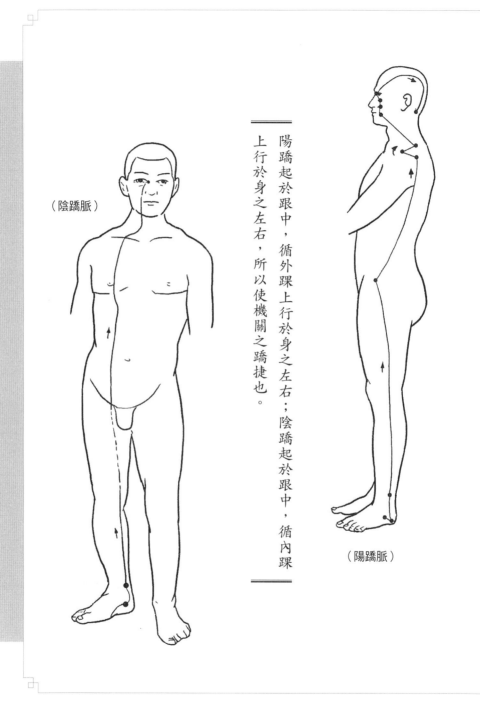

3 先賢古籍說腎

首先，我們就來回顧古文辭中對腎陽的一些想法：

《難經．三十六難》：「腎二者，非皆腎也，其左者為腎，右者為命門。命門者，諸精神之所舍，元氣之所繫也。故男子以藏精，女子以繫胞。」

第一個整理註釋《內經》的脈學泰斗王叔和也附和提出：「左腎屬水，右腎屬火。」又說：「右腎為命門，以配三焦之經。」

而身為金元四大家前輩的張元素，主張由張仲景的六經辯證回復到十二經辯證，並且提倡命門一說：

「命門之中，內寄元陰、元陽，又稱真陰、真陽。相火發源於元陽，故稱命門，為相火之源。」

「元陽即先天之精，男女二精相合，誕生新生命。猶如天地之生，先有太極一樣。命門如太極，為天地之始，藏精生血。……命門亦有門戶之意，陽能攝陰，陽主升，陰主降，降多於升，元陽不足，封藏收攝無元，致陰精漏泄；升多於降，元陽充沛，陽能攝陰，陰精在元陽蒸化之下，化為元氣。」

明代著名醫家、溫補學派的代表人物張景岳也強調：「命門為元氣之根，為水火之宅。五臟之陰氣，非此不能滋；五臟之陽氣，非此不能發。」

從這些古籍及先賢對腎陽的看法，可以發現，其實與《內經》並不一致。

❖《內經》裡的腎陽

〈素問．陰陽離合論〉：「太陽根起於至陰，結於命門，名曰陰中之陽。……」

〈靈樞．根結篇〉：「太陽根於至陰，結於命門。命門者，目也。」

〈靈樞．衛氣篇〉：「足太陽之本，在跟以上五寸中，標在兩絡命門。命門者，目也。」

《內經》根結和衛氣都指出「命門是眼睛」?!

我們在這裡可真的遇到難題了，《內經》、《難經》兩個經典，居然對「命門」的定義不一樣?!

❖中醫困擾千年的爭議❖

在這個探討腎陽的命題中，可看出中醫過去發展之曲折與困難的原因：

一、**依靠古經典，而且愈古愈相信**。當像這樣遇到經典中之教導不一致時，如何是好？

二、**依靠醫家臨床經驗之判斷**。那些臨床經驗，從診病起就沒有儀器，沒有客觀指標。各家觀察，自有角度，自有堅持，難免瞎子摸象。即使觀察的是事實，也難免象腿、象肚子、象鼻子……各有所見。金元四大家就是最好的例子！

此外，中醫處方之標準化，到《本草綱目》成書後，才趨於嚴格，各家用藥是否一致？也是問題。

而治療效果，除了明顯的生死之別，其他局部之改善也像診斷一樣，象鼻子、象腿……各有所見。

這些困擾千年的爭議，如果有些關鍵性的生理實驗，在精密的規劃之下，是可以釐清的。

❖ 由血液循環來看腎 ❖

中醫要現代化，科學的工具、科學的方法，以及科學的整理、科學的管理，都是不可或缺的。

下面扼要說明幾個關鍵性的實驗：

在證明各器官共振頻的動物實驗中，我們將主動脈分支（進入各個內臟的動脈）夾住，分離臟器與主動脈，就可得知該臟器在體循環中之貢獻。

夾入肝動脈時，在尾動脈測量之脈（第一諧波，肝之共振頻）或大、或小、或不變，有變化也很小；夾入腎動脈時，在尾動脈量脈波，所有比腎脈高頻（二以上）的諧波振幅皆大幅下降，而且愈健康的個體（腎脈愈大者），振幅下降愈大，可達百分之六〇至七〇之多。

我們在夾各個動脈的實驗中，以夾腎動脈的變化最奇特，是入肝、入脾等動脈受夾後變化的數倍至十數倍之多。（請參看以往之論文註）

由這個生理實驗，可以印證中醫前輩對「命門」之推崇，是有感而發的，是根據臨床經驗的。

在相同的實驗，我們分別夾左腎及右腎動脈，就能證明**左、右腎由血液循環的觀點上來看是完全平等的，又何來「左腎、右命門」之差別？**

而命門對應之腑，若如先賢所提出為三焦，那麼心包所對應之腑又該如何？何況十二經絡中並沒有命門一經。如果命門真的是第十三條經，那命門經所循行的穴道又為何？

現代醫家也多認為，腎分腎陰與腎陽，而命門不足之症狀與腎陽不足並無不同，似乎沒有必要另設毫無根據之命門一說！

❖命門說的時代意義

在學中醫各家學說時，腎也是最難理解的。

《內經》中對於腎沒有特別偏愛與著墨，反是《難經》及後人在臨床上對腎的功能有了更多體驗。

《內經》詮釋腎，只重腎陰，但腎陽卻是腎功能中最難解也最神秘的部分。而今在腎陽是什麼都不容易說清楚的情況之下，有了命門一說，如果把這些前人由臨床經驗所得來的心得，視為腎陽，而不以命門名之，豈不是對腎陽提供了一個比較容易理解的捷徑?!

註：1. S. T. Young, W. K. Wang, L. S. Chang and T. S. Kuo, "Specific frequency properties of renal and superior mesenteric arterial beds in rats," Cardiovasc. Res., 23: 465-467, 1989.

2. S. T. Young, W. K. Wang, L. S. Chang and T. S. Kuo, "The filter properties of the arterial beds of organs in rats," Acta Physiol. Scand., 145: 401-406, 1992.

4 腎在循環中的功能之一：靜脈回流

古籍經典及古代先賢的見解，總是古文，所及也只是原理原則。這些主骨、五臟之所生、生骨髓、先天之本、天一之所居、真陰源於腎……，到底表示什麼確切的生理功能？

如果腎氣不足，有什麼不舒服，有什麼功能會失調，這才是我們真正能了解，也真正能拿來用的。

心臟是所有能量的來源，這是我們大家都了解的。而腎在循環中的功能主要有二：一是幫助靜脈回流；二是腎陽在循環系統承先啟後的功能。

❖動、靜脈血流量與補血方

靜脈回流是獲諾貝爾獎的重大生理發現。人體中的血液，儲存在靜脈的佔了七成左右，真正在動脈中流動的血只佔少數。這有點像一個國家的現役軍人與後備軍人，現役約佔三分之一，而後備軍人佔了三分之二，以備打仗時可以立即徵召。

在進一步說明靜脈回流之前，我們先要介紹一個有名的方子：**當歸補血湯**（黃耆三〇克、當歸六克）。補血方以四物湯（熟地十五克、白勺九克、當歸九克、川芎六克）為基礎，衍生出桃紅四物湯、三黃補血湯、膠艾湯等十餘有效名方。但是在「當歸補血湯」中，當歸一味只用了六克，反而是大量使用黃耆。黃耆是補氣的良藥，重用之下如何補血呢？

有了靜脈血佔身體血液三分之二以上的知識，才能理解為何黃耆在大劑量時可做為補血湯用。

以下補充中醫補血方使用藥材特性：

白芍

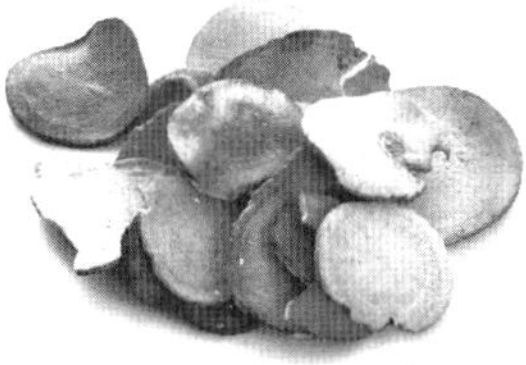

- **處方用名**：白芍、炒白芍、生白芍、酒白芍
- **化學成分**：含芍藥甙、牡丹酚、芍藥花甙，苯甲酸、揮發油、脂肪油、樹脂、鞣質、糖、澱粉、黏液質、蛋白質、β-穀甾醇和三萜類
- **藥理作用**：護肝、解痙、鎮痛、消炎、抗菌、擴張血管、改善心肌血流
- **性味**：苦、酸、微寒
- **歸經**：歸肝經
- **功效**：養血斂陰，柔肝止痛，平肝陽
- **應用**：用於月經不調、經行腹痛、崩漏與自汗盜汗等症；肝氣不和，脅痛、腹痛、手足拘攣疼痛；以及肝陽亢盛引起的頭痛、眩暈等

熟地

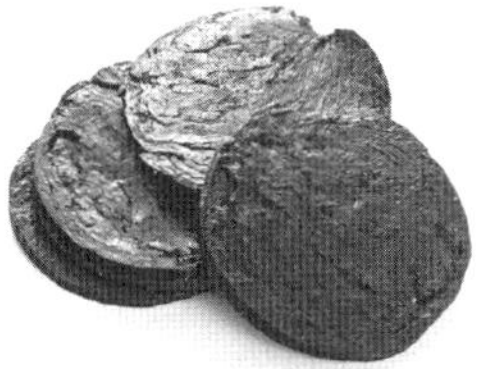

- **處方用名**：熟地、熟地黃
- **化學成分**：含有谷甾醇、甘露醇、梓醇、地黃素、醣類、甙類及多種維生素及礦物質等
- **藥理作用**：補腎、強心利尿、降血壓、降血脂、抗老化、抑制血栓形成、調節體內異常激素，增強免疫功能
- **性味**：甘、微苦、微溫
- **歸經**：歸心、肝、腎經
- **功效**：補血滋陰，益精填髓
- **應用**：用於血虛萎黃，眩暈、心悸、失眠、月經不調、崩漏；腎陰不足，潮熱、盜汗、遺精、消渴；以及肝腎精血虧虛的腰膝酸軟、眩暈耳鳴、鬚髮早白等症

川芎

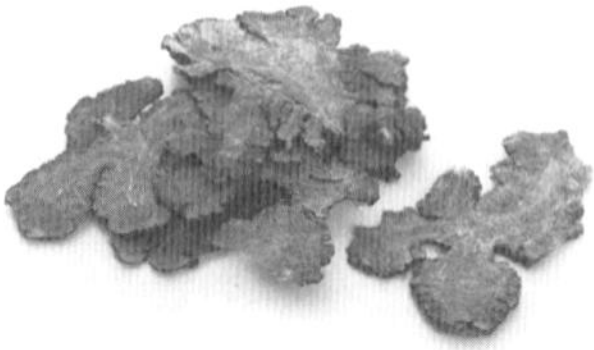

- **處方用名：**川芎、撫芎、炙川芎
- **化學成分：**含揮發油、生物鹼、阿魏酸等有機酸，以及內脂素、維生素A、葉酸、甾醇、蔗糖、脂肪油等
- **藥理作用：**保護缺血性心肌或大腦、抗血栓、抑制血小板、解痙、鎮靜、降壓、鎮痛等
- **性味：**辛、溫
- **歸經：**歸肝、膽、心包經
- **功效：**活血行氣，祛風止痛
- **應用：**用於胸脅疼痛、風濕痺痛、癥瘕結塊、瘡瘍腫痛、跌撲傷痛、月經不調、經閉、痛經、產後瘀滯腹痛；感冒頭痛、偏正頭痛等症

當歸

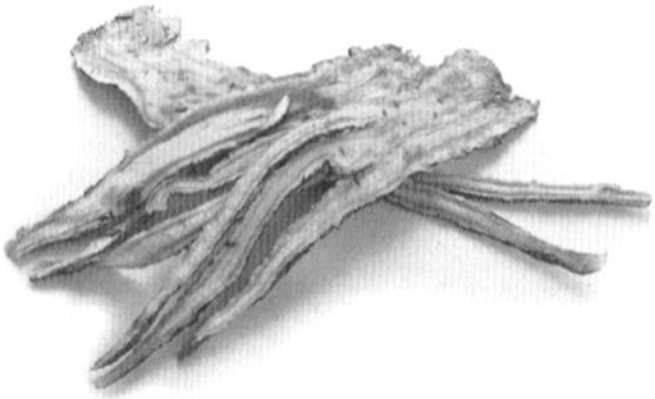

- **處方用名：**當歸、全當歸、西當歸、酒當歸
- **化學成分：**含揮發油、水溶性生物鹼、蔗糖、阿魏酸等有機酸，以及維生素B_{12}、聚乙炔類化合物等
- **藥理作用：**保護心臟、抗炎、消除自由基、保肝利膽固腎、增強免疫功能
- **性味：**甘、辛、溫
- **歸經：**歸肝、心、脾經
- **功效：**補血，調經，活血，止痛
- **應用：**用於心肝血虛、面色萎黃、眩暈心悸；月經不調、痛經、經閉、崩漏及血虛體弱；跌打損傷、癰腫血滯的疼痛症；產後瘀滯腹痛、風濕痺痛及經絡不利，以及血虛腸燥便秘與久咳氣喘

黃耆

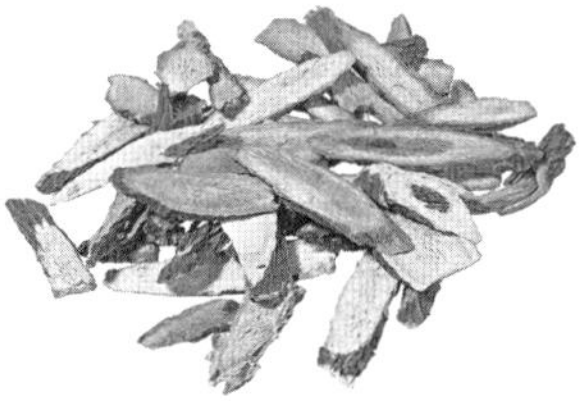

- **處方用名：**黃耆、生黃耆、綿黃耆、北耆、炙黃耆、清炙黃耆
- **化學成分：**含甙類、多醣、氨基酸及微量元素等
- **藥理作用：**增強免疫功能、利尿、抗老化、保肝、降壓
- **性味：**甘、微溫
- **歸經：**歸脾、肺經
- **功效：**補氣升陽，固表止汗，托瘡生肌，利水消腫
- **應用：**用於脾胃氣虛、倦怠乏力，或中氣下陷、脫肛、子宮脫垂等症；肺氣虛及表虛自汗，氣血不足、瘡瘍內陷、膿成不潰或久潰不斂者；以及小便不利、水腫、腳氣、面目浮腫等

前面比喻了人體內的動脈血與靜脈血，就像是一個國家的現役軍人與後備軍人，而黃耆在此方（當歸補血湯）是做為動員令用的。

運用黃耆強補氣的作用功效，將靜脈中的後備血液快速催趕到動脈，以解燃眉之急。使用時症見為「肌熱面赤，煩渴欲飲，脈波大而虛，重按則微」。

凡婦人行經、產後血虛、發熱、頭疼等，都是因為動脈中血量不足，而出現急性貧血的症狀。以現代治療方法就是輸血，可是中醫不會輸液，就依靠黃耆的補氣之力，將靜脈中的備血動員到動脈來，可立即達到增加動脈血量之效。速度雖然不比輸血快，也是一個很智慧的急救法。

由此可見，中醫在臨床上，早已應用動員靜脈血，以補充行血之不足。儘管未提出靜脈血佔三分之二以上的生理理論，甚至不知道血管分動脈、靜脈，中醫只是依靠臨床的效果，還是開發出當歸補血湯這樣的名方。

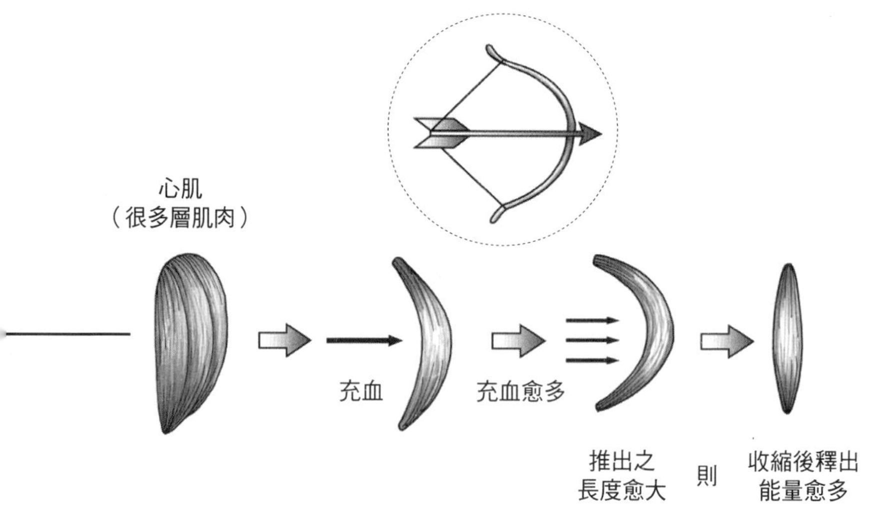
心肌
（很多層肌肉）
充血
充血愈多
推出之
長度愈大
則
收縮後釋出
能量愈多

❖ 靜脈回流牽動心臟功能 ❖

血液大多儲存在靜脈，靜脈血回流多少到心臟來，經心臟加氧活化，再進入動脈，就成了健康的重要因素。這就像一個人坐擁萬貫家財，若都存在銀行裡，無法提領出來使用，還是一個窮光蛋！

靜脈的回流，也直接影響心臟的功能。心肌是依靠伸展與收縮，將血液由左心室推進到主昇動脈。左心室的心肌是由很多肌肉纖維組成，每一束肌肉充血愈多，伸展愈

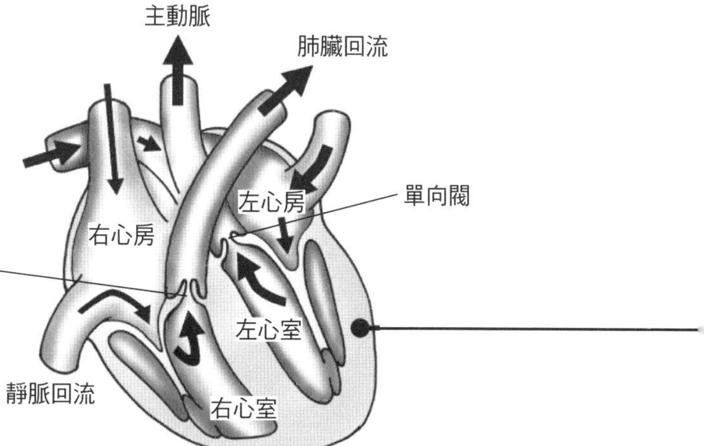

▲靜脈回流與心肌伸展收縮示意圖

長，在收縮時，釋出能量也愈多。

其原理跟射箭是一樣的，弓弦拉得愈滿，箭射出力道愈大，射得愈遠。如果把心肌當成弓弦，血液視為箭，那麼相似度就百分百了。

靜脈回流一方面充實了整個動脈中的血量，又能將心室充分拉長，以增加心肌收縮後射出血量（EF）。

而腎脈對靜脈回流有決定性的影響，這部分在中醫過去文獻是以「心腎不交」來說明，而不歸於腎陽（或命門）的功能。其實腎脈在此項功能，影響生理功能不比腎陽來得少。

5

腎脈如何幫助靜脈回流

血液在身體的分配，主要是三部九候。

上部（天部）：往上到頭上去，以膽脈為主（第六諧波）。

中部（人部）：頸項至肚臍之間，以肺脈為主（第四諧波）。

下部（地部）：肚臍以下，包含下肢，以腎脈為主（第二諧波）。

我們不論站著、走路、坐著，都是頭在心臟上方，而腳在心臟下方，故以中部與心臟最為接近。

即使躺著，我們也習慣用枕頭把頭墊高一些，以方便入睡。所以絕大部分的時間，都是頭在心臟之上、腳在心臟之下，由於地心引力的關係，上部靜脈的回流是比較容易的。

下部的腳、腿及小腹，屬於腎脈管區，是在心臟的下方，站立時距心臟更遠，因此需要更多設計協助血液由靜脈流回心臟，再經過肺臟加氧後回到動脈。

❖ 靜脈回流是非常聰明的生理設計

心臟推動血液是在動脈之中，到了小動脈，脈動都一直維持。當推進到小動脈開口，與微循環交接的位置，才利用這個脈動的壓力把血送到微循環，也就是組織與器官之中。

而靜脈中的血，是動脈血經過組織及器官，將氧氣交換二氧化碳之後，收集回來準備送回心臟的血液，之後再經肺臟活化（交換氧氣），重新注入動脈，這才完成血液的循環。

但是在脈中的血液已沒有了脈動，換言之，無法像動脈血一樣有脈動來當推力，那麼靜脈血要如何流回心臟呢？

靜脈在血管中生出閥來。靜脈回流靠的就是這個設計！

這些閥，與心臟瓣膜一樣，是一個單向閥。當血液由遠心端往近心端流動時，閥是沒有阻礙的；但如果血液由近心端往遠心端流動，閥就會關閉起來，阻止血液反向流動。

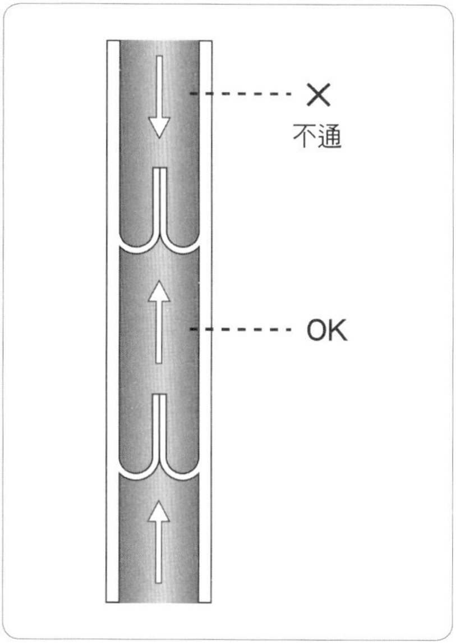

這個被動式的設計，能夠阻止血液倒流。如果有地心引力，而血液所在的位置又比心臟高，如頭頸部，則靜脈血可以由重力引導，順流而下，不成問題。

但在小腹以下的靜脈血，想要對抗地心引力，向上流回心臟，就需要外加能量，以推動血液的流動。

有了閥門的設計，只要靜脈受到外力，不論上推、下推（力量向下，碰到閥後反彈，變成上推之力），或受到左右四方推擠，由於壓力增加的關係，都能將血液往上推。

所以，**運動是促進靜脈回流最有效的方式。不必激烈運動，走路、站起、蹲下……，只要肌肉一用力，就會推擠靜脈，進而推動血液回流。**

❖腎脈是下部循環推動主力❖

既然運動能有效促進靜脈回流，那麼在不運動的狀況下，下部的靜脈血又將如何回流呢？

下部包含小腹、大腿、小腿及腳，都在離心臟很遠的最下方。而往下部的循環在動脈中，腎脈（第二諧波）是主要的推動力量。

在我們的身體中，靜脈總是伴隨在動脈的旁邊，這也是上帝的精心設計。動脈中的脈動，就近傳到了靜脈，而這些動脈的波動，不僅推動動脈血往遠心端流去，同時也促使靜脈血向近心端回流。

因此，**在不運動時，下部靜脈回流是依靠腎脈來推動。腎脈愈強，推到下部流灌組織、器官的血液愈多，同時也推動了下部靜脈血的回流**。到了中部，有呼吸、腸子蠕動等生理上的自主運動，要將靜脈血推回心臟，也就是順水推舟了。

❖ 腎氣不足，心腎不交

中醫很早就知道前面所說的道理，因而有「心腎不交」這個「證」，腎氣不足則心火旺。

心火旺，我們在之前已經探討過。當心室充血不滿時，心肌就像是未完全拉開的弓弦，不能拉滿弓，強度只有一半或四分之三，儘管心臟肌肉同樣的用力，也只能射出小於二分之一或四分之三的滿載血量。這個生理現象造成「心火旺」。

因為心臟射出能力不足，不止妨害體循環中動脈之供血，也造成了心臟本身供血不足。這個射出至主昇動脈的脈衝，在心臟放鬆時（心舒），就是流灌心臟血管的動力。此脈衝變小，心臟供血就變差，使心臟更是有氣無力，雖然用了同樣的力氣，可是流注身體與營養自己的血液都大量減少。這就是腎虛產生心火，造成心腎不交的原因。

這是腎在循環上功能的一大項：幫助靜脈回流，提高心臟打出血液之效率，同時加強心臟本身的健康。

而由腎脈流灌下部的道理，也就可以體會有些保健看法，認為「**腳是人的第二個心臟」。多運動，多按摩，可直接促進心臟的健康與效率，並且增加全身供血的數量及能量。**

6 腎在循環中的功能之二：腎陽

而腎的另一個神秘功能，就是——腎陽的功能。

腎的功能分腎陰與腎陽，腎陰為腎本身之功能，也就是第二諧波流灌血液所經器官、組織負責執行的功能。這點與其他十一經相同，沒有特別之處，總之是各司其職，各有其本分之工作。

腎有腎陽，其他經呢？

脾也可能有脾陰、脾陽，只是與腎陽比起來就少得太多了。

怎樣知道呢？一、文獻中幾乎沒有脾陽的敘述；二、在做夾上腸系動脈時，除了第三諧波下降外，其他高頻（四、五、六、七……）諧波能量的變化都很小，不到腎陽貢獻的一小部分。

其實也就是因為腎陽，其影響涵蓋所有比二高頻之經絡，才突顯出它的特殊地位。而除了第二諧波所流灌的組織、器官之外，腎同時也影響了所有其他組織及器官的功能。

❖再論先賢命門之說❖

由前述生理夾動脈的實驗，可有效證明張元素的主張：「命門之中，內寄元陰、元陽，又稱真陰、真陽。」元陰是腎，本身屬陰，是低頻諧波中唯一能量愈高愈好的，可以說是身體能量的另一個基礎。而元陰不僅是指對三以上之諧波的相生關係，甚至對心臟（腎水降心火）、肝臟（腎共振頻為第二諧波，肝共振頻為第一諧波），也都有很強的相生影響。

至於「命門如太極」、「為天地之始，藏精生血」，這兩句似乎有些過頭了。命門如果如太極，那麼心臟要放哪裡呢？

比較正確的說法是——「**心腎如太極，為天地之始，藏精生血**」。心屬火，腎屬水，一陰一陽之謂道，此太極之原理。

而張景岳所謂「命門為元氣之根，為水火之宅」，也應該心腎一起才算正確。接下來兩句：「五臟之陰氣，非此不能滋；五臟之陽氣，非此不能發」，其中五臟之陰氣較容易理解，也就是五臟本身之氣，要由心腎來提供；至於「五臟之陽氣」就比較難理解了。

五臟本屬陰，又何來陽氣。但如果解釋為：五臟之陽係對應五臟之腑，也就是脾（臟）胃（腑）、肝（臟）膽（腑）、腎（臟）膀胱（腑）、肺（臟）大腸（腑）、心包（臟）三焦（腑）、心（臟）小腸（腑），也就說得通了。只是這些功能也是心與腎一起完成的，全歸命門，似乎言過其實。

共振頻率與陰陽之說

前面在說到命門時，我們引述了張元素這段話：

「命門亦有門戶之意，陽能攝陰，陽主升，陰主降，降多於升，元陽不足，封藏收攝無元，致陰精漏泄；升多於降，元陽充沛，陽能攝陰，陰精在元陽蒸化之下，化為元氣。」

升與降，在中醫是個容易混淆的概念。從一般文獻來看，大多與此段文字相同——「陰主降，陽主升」。

《內經》中有關陰陽的定義，過去幾本書也講了不少，其中生理部分，例如：「上部為陽，下部為陰」、「體表為陽，體內為陰」、「五臟屬陰，六腑屬陽」等等，只要加些《難經》的補充說明，例如：「遲者臟也，速者腑也」，這部分理論可以由血液循環理論及一些生理實驗證明。

也就是與高頻諧波共振的腑、體表、上部等，因高頻振動較快，所以是速者；

而與低頻諧波共振的下部、內臟、身軀等，因低頻振動得較慢，所以是遲者。振動比較快的是陽，振得比較慢的是陰，這個部分與我們實驗所得的結論是相符的。

但《內經》在藥理部分著墨較少，所提出的藥方也沒有幾個。

性味歸經，升降之道

〈素問．陰陽應象大論〉：「氣味，辛甘發散為陽，酸苦涌泄為陰。」

後來李時珍《本草綱目》將之引伸：

「酸鹹無升，甘辛無降，寒無浮，熱無沉，其性然也。而升者引之以鹹寒，則沉而直達下焦；沉者引之以酒，則浮而上至巔頂。」

這個藥的性味理論，讓原來很簡單的生理理論，變得混沌難解，不能一以貫之，如何是好？

「辛甘發散為陽」，是《內經》之原文，而李時珍引伸為「甘辛無降」，表示陽就無降，也就是陽為升。由陰陽之相反，也就是陰無升，所以酸鹹入陰分，「酸鹹無升」是藥之本性。

這裡就是個大難題。甘辛是人的味覺，酸鹹也是人的味覺，味覺與入經真的有完全的對應關係嗎？

我們吃辣的東西會發熱，英文Hot，是辣熱不分的。熱的時候，血向表走，也就是走向陽（高頻在體表），似乎還有些依據。而甘是甜味，甘入心，甜食在現代營養學研究中知道會令人發福，但對其是否歸心，或有增加陽氣的功能，就毫無頭緒了。

酸鹹為降，則是本於「酸入肝，鹹入腎」，由此理論推出來的。但是今日化工食品之大量發展，各種味覺分子的化工產品都能做得出來，其原理只是刺激味蕾而已，若要以此直接推論：「特殊味覺的味蕾受到刺激後會產生血液循環之改變」，恐怕還需要做很多的實驗！

「升者引之以鹹寒，則沉而直達下焦」、「沉者引之以酒，則浮而上至巔頂」，這些論述就更難理解了。似乎是原有藥材之歸經，經過鹹寒味之矯正，就能夠全部變成降，改屬陰？而經過甘辛（酒）之處理，就會變成升而改屬陽？

比較合理的「猜想」是：藥材的歸經是沒被改變的。當沉者（藥）以酒為藥引子，由於少量的酒能舒緩血管，增快心跳，與藥同飲，可增加高頻諧波在血液壓力波中之比重，因而增加流去高頻諧波共振部分的血液流量，於是就加大將藥力帶到高頻的部分去。

其中「升者引之以鹹寒，則沉而直達下焦」這句，連「猜想」也有些困難，只好用些「聯想」，做一部分的「猜想」。鹹是鹽類的味道，不論氯化鈉（NaCl）、硝酸鈉（$NaNO_3$），或各種酸鹼的化合物而成之鹽，多是鹹味。在西藥中，藥物也多是以鹽的結構供人食用，以增加溶解度及吸收。

這些西藥多以NaXYZ或ABCl（Na為鈉、Cl為氯）的形式呈現。如鹹味與藥同煮，可能提高一些藥物之溶解度，以利吸收。但是為何都是入下焦，就需要更多想像與進一步的實證了。

至於寒藥「可達下焦」，也可能部分是對的。入腎之藥如不入脾，則是寒涼之藥，比如知母、黃柏，都只補腎不補脾。不似地黃、澤瀉、杜仲等，補腎也補脾，就不是寒藥；而杜仲更能補腎陽，因此就成了溫藥。所以，部分寒藥只補腎不入脾，就可達下焦（下部屬腎）。但要以此做為炮製的通則，恐怕還需要更多研究。

談到這裡，對「陽為升」、「陰為降」還是摸不著頭緒。

陽為升？陰為降？

陽經是與比較高頻的諧波共振，陰經與比較低頻的諧波共振。陽經由胃之半陰半陽起，膽、膀胱、大腸、三焦、小腸，都走到頭面，也就是上部；而陰經中，最重要的三陰——肝、腎、脾，都是起於腳，經小腿、大腿而進入中部。

表面看起來，陽經都入上部，陰經主要入下部。但要以此推斷「陽為升，陰為降」，似乎又太籠統了。

如果說膽經為上部血管之共振頻，而腎經是下部血管的共振頻，所以入膽經的入上部為升，而入腎經的入下部為降，反而比較說得通。

綜合以上所述，我們可以對腎的特性有點理解：

❶只入腎的藥是寒藥，但如果也入其他經，或補腎陽，就不一定了。
❷只入腎之藥，入下部則為降，如果也入其他經，或入腎陽，就不一定了。

7 腎在生理上的功能

如果把古籍中，討論腎的功能、命門的功能，加上一些三焦的功能，那就與腎的實際功能大略相似了。

《內經．靈樞．本神》：「腎藏精，精舍志。」

「腎藏精」，精是什麼？如果狹義的解釋為男人之「精」蟲、「精」液，那麼女性就沒有「精」了?!《難經．三十六難》則以為「男子以藏精，女子以繫胞」。

這個「精」，應解釋為人體之精華。此為廣義的定義，當然可以包含男性的精蟲與精液（睪丸），以及女性的卵巢、子宮，終究這也是人體中精華的一部分。

那麼這個廣義的「精華」，還應該包含哪些部分？

❖ 廣義解析人體「精華」

〈素問．陰陽應象大論〉：「腎生骨髓。」

〈素問．宣明五氣篇〉：「五臟所主，……腎主骨。」

由這兩句話可以知道，《內經》認為腎是生長骨髓。但由「精」之廣義定義包含腦子，這才能解釋「精舍志」。

什麼叫做「志」？(1)記憶力，也就是「誌」；(2)意志力。以現代生理學來看，腦子才是人的根源，所以此「髓」應包含骨髓與腦髓。

〈靈樞．海論〉：「腦為髓之海。」

腦髓主管記憶、意志、人的一切思維，但是骨髓呢？現代生理學也教導我們，白血球、紅血球都是由骨髓製造，二者又是血液中主要功能的主力。

紅血球：是血液中攜帶氧氣之主要細胞，沒有細胞核，但其內充滿了血紅素（攜帶氧氣的主要分子），所以紅血球可視為一個充滿血紅素的袋子。人類的細胞總數中約四分之一是紅血球，而每千分之一CC約有三、四百萬個紅血球，在血液中佔了四成多的體積。每個成年人紅血球之總量約有20-30×10-12個，由製造到回收、分解，再到重新製造，約需一百至一百二十天，因此一個成年人每秒鐘約製造二百四十萬個新的紅血球。

白血球：身體主要防衛力量的執行者，為免疫系統之骨幹，每千分之一CC血液中約有四萬至十一萬個白血球，佔血液體積約百分之一。白血球有細胞核，更有許多其他細胞該有的內含物，如粒腺體（由葡萄糖製造能量）、很多運動細胞的纖維等等。所以白血球內含物比紅血球豐富太多了，對原料的需求及加工程序也都比紅血球多了很多，而且其中可拆解重用的部件並不多，因此在製造白血球時，身體的付出比製造紅血球多很多倍。

至於**男性的生殖細胞**：精子或精蟲，製造起來就更費工了，必須先經過減數分裂，將成對的染色體變成單個。這整個過程比較複雜，為便於了解，我們以圖解方式來做說明。

❖精子結構與生命延續

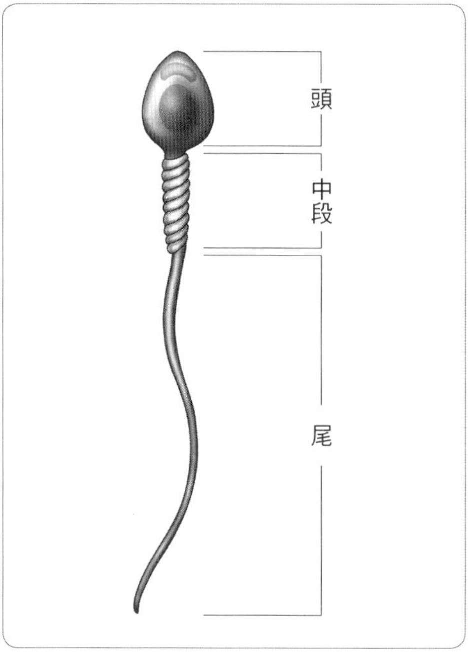

如圖示，精子的結構分為頭部、中段和尾部。中段有強壯的肌肉結構，可幫助精子尾部進行快速又強烈的運動，以通過女性生殖腔進入子宮、輸卵管，達到受精繁衍下一代的目的。而為了讓這些肌肉結構可以長時間劇烈運動，必須準備大量的「糧食」。

精子長約50~60u（1u=1/1000mm），由女性子宮口至輸卵管，總有十幾公分，這就至少是10^5u，是精子本身長度的二千倍以上。

如果以人來作比較，人的身長如伸長手臂約二公尺以上，二千倍就是四千多公尺，而精子需在三十分鐘之內游完全程，才有機會抱得美人歸——使卵子受精。

還有一件事一定要知道，當精子在游泳時，沒有劃好的水道（甚至不是水道），分叉又很多，大多是一片沼澤，精子要隨著精液以及子宮與輸卵管內的潮濕，去找到美人所在之處，一路上是盈科而後進，奮勇向前。在數百萬個精子中，僅有一個「可能」與卵子相遇，其他都將陣亡。

一個精子在睪丸中製造，前後要七〇至九〇天才能成熟，整個過程需要大量能量，當然也就產生了很多熱量，所以睪丸只好放在體外，以方便散熱。

每次射精，為了護送精子，大量的精液內含各種豐富的補給品，加上攝護腺分泌，也是一大筆成本。

由上述一些生理現象，可以進一步理解到，生命的延續在演化過程中是何等重要。所有的物種，能夠繼續繁衍，必須有很強的生殖能力，否則就無法產生下一代，而在基因的大池子中被淘汰。

所有今天能在地球上生存的物種，包括人類，都有非常優秀的生育能力，才能幾千年、幾萬年的活下來，現存生理現象也是一直不斷演化、改進、適應……而得到的結果，所以總是出乎我們意料的傑出。因此，我在研究中醫時也是秉持著這個概念——「血液的分配中有出乎意料的智慧」，絕不是目前生理教科書流量理論所教的，像流在河中的水一樣，依靠動量繼續往下衝，就把血送到了每一個器官、每一個穴道、每一寸肌膚。

❖ 精子生成 ❖

男性每次射精約釋出1~4CC不等的精液，每1CC約有二至三百萬個精子，數量與每CC血液中的白血球數差不太多，但是不論原材料或製造工程，製造精子的耗

▼睪丸製造精子之流程

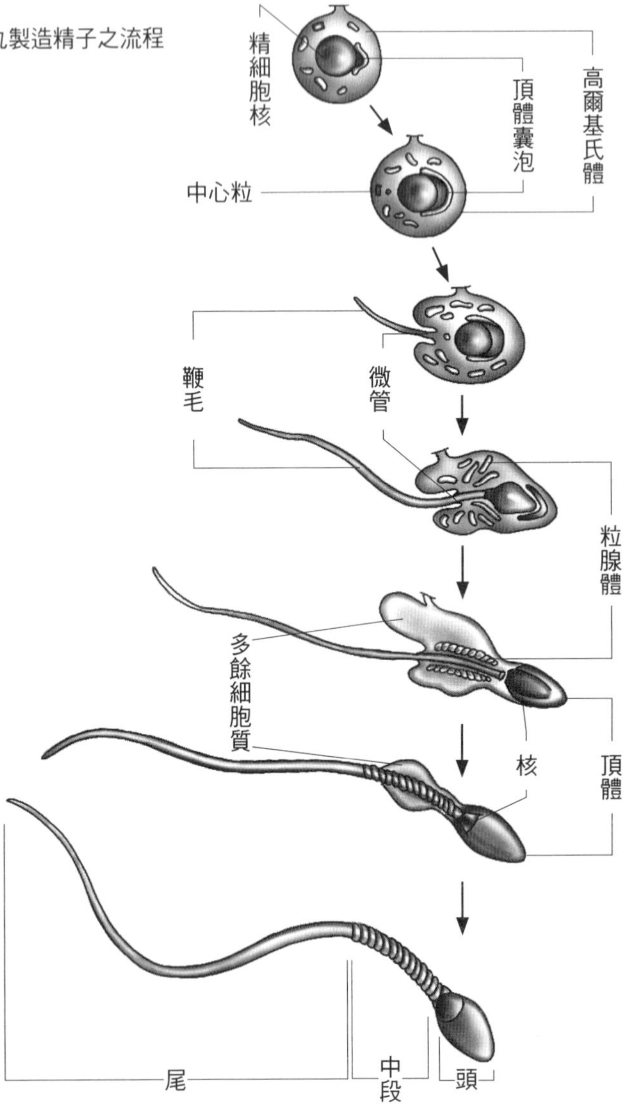
精細胞核
頂體囊泡
高爾基氏體
中心粒
鞭毛
微管
粒腺體
多餘細胞質
核
頂體
尾
中段
頭

費都比白血球多且繁複。

如果只從精子與精液加攝護腺液的營養成分來看，一滴精相當十滴血，似乎沒有那個比重。但若從製造的過程，手續繁複而言，恐怕就有另一種看法了！

一套精製的西裝，主要原料是西裝料、縫線、鈕扣等，要經過許多裁縫師的巧手，以手工縫製七〇至九〇天才製成一套西裝，又怎能說這一套精製西裝等於一套西裝料呢？

精子要七〇至九〇天大量工作才能成熟。也許，一滴精相當於幾十滴的血，甚至幾百滴血，才是比較合理的比例！

補腎≠壯陽

在華人的文化中，補腎與壯陽總是聯想在一起，這個文化偏差是怎麼產生的？

這問題我們思考了很久，認為答案應該是源自於「皇帝這個獨裁天下、獨佔全國美女的人」。

以往皇帝後宮佳麗三千，身體再怎麼強，也抵不住消耗。所以所謂御醫的重大功能之一，就是為皇帝找出方子來解決這個問題。因此，只在皇宮中獨有的秘方，比比皆是。

其中最神秘的就是壯陽方子了。一些從西域來的「高僧」，西藏、印度來的「野和尚」，加上更多的土產道士，天天煉丹、採藥，綜其所學，呈獻的秘方瑰寶大多是此類藥物，並因而獲得皇上大量賞賜，奉為國寶。

而歷史上記載得非常仔細的，就有如「仙茅」（溫腎壯陽，祛寒除濕）這味藥。這個壯陽藥，在唐明皇時代由西域傳入，一直在皇宮中流傳，後來才流入民間，進入藥典。其他還有私相授受的，而鄉野奇談更是大家茶餘飯後的話題，以訛傳訛，以致產生偏差，提起補腎就想到壯陽。

腎的功能，其實可由古籍所言一一分解，再以現代生理學仔細分析合理部分，就可以解除大部分的困惑，調和《內經》、《難經》不同調的窘境，以排解先賢言論中之矛盾，並進一步開啟未來研究發展的方向。

PART

2

【分辨篇】

道家佛家修行養生的追求

道家氣功講的是性命雙修。但性和命又是什麼呢？其實就是身、心、靈。身即是「命」，心與靈就是「性」。佛教是講心、修心，能得正道，就能進入靈的範疇，並沒有特別講到命。所以佛家是重性輕命，也就是重心靈，而輕身體……。

8 性命雙修的道家養生術

在中華文化中，道家或道教，修行的是追求世間福報，這與其他宗教（如回教、基督教、佛教）多為死後做準備的教義，是很不相同的。

而在世間的福報，健康、長壽是一切的根基，所以道家對養生術的追求，幾乎是道教或道家文化的最精華，也最雜亂，想像力最豐富，並且是牛鬼蛇神最多的一個環節。

道家是真正在中華地區產生的文化。雖然與佛教文化有很盤根錯節的交流，但是道家一些基本的養生文化，仍為道家之特異點。

中醫與道家文化

中醫的發展，與道家文化是水乳交融、密不可分的，中醫大師如孫思邈、王冰、葛洪等人，皆為著名道教人士，也都是養生的名家與提倡者。

中醫之理論，少有大量實證，大多依靠《內經》及推論；相較之下，道家養生文化更是絕對自由的發揮，許多想法和推論，常常只是一個人打坐時的感覺，或是某個人的冥想心得，於是就一傳再傳，煞有介事。但不論如何，這些道家理論就是中華養生術的主流或主力。在這些養生術中，要找到真正的道理，比起整理中醫理論體系的難度更高。

當我們在整理這些文獻時，仍是依循過去研究中醫理論的精神，盡量去找大家共同接受的部分，再由生理學的理論來試著做討論或規範，以求找出一個合理的解釋，或是將之推翻。如果發現一些現象，或理論有些道理，再將之導正，並說明其道理合理之處，進而加以整理，以成為一個合理的體系。

在開始談道家氣功之前，我們對於道家養生必須先有一個認識——**煉丹，是道家養生的核心**。**丹藥，是煉丹的起源**。

《神農本草經》也認為，朱砂（丹砂）是上品，並將它列為開篇第一味藥。

道家氣功概要

道家重修身養性，修仙道，也兼修醫道。晉代道教主要代表人物——葛洪，為當代著名煉丹家、醫藥學家，其重要著作《抱朴子》被視為道教經典，分為內篇與外篇，內談道家思想和丹道修煉，外談人間得失、世事臧否。

是故古之初為道者，莫不兼修醫術，以救近禍焉，凡庸道士，不識此理，恃其所聞者，大至不關治病之方，又不能絕俗幽居，專行內事，以卻病痛，病痛及己，無以攻療，乃更不如凡人之專湯藥者。

譬存玄胎息，呼吸吐納，含景內視，熊經鳥伸者，長生之術也，然艱而且遲，為者鮮成，能得之者，萬而一焉。病篤痛甚，身困命危，則不得不攻之以針石，治之以毒烈（藥也）。若廢和鵲之方，而慕鬆喬之道，則死者眾矣。

身為著名中醫師，葛洪以醫術為基礎，他的修道之法，強調要符合醫學，也就是生理學理論，是比較不誇大其實的大師。而其練氣理論強調：

一、守一

《太平經聖君秘旨》：「欲壽者，當守氣而合神，精不去其形，念此三合以為一，久即彬彬自見身中，形漸輕，精益明，光益精，心中大安，欣然若喜，太平氣應矣。」

提出守一，就是精氣神合而為一，修者當守氣、合神、保精，以明為綱。一者精也，精乃元氣之母，人之本也，在身為氣，在骨為髓，在意為神，皆精之化也。

二、房中、寶精

強調健康而節制的性生活。不主張采補，而以增加情趣，適度行房，保持精之長滿，生氣、增神，以達守一之功。

三、行氣

有《行氣玉銘》四十五字：「行氣，深則蓄，蓄則伸，伸則下，下則定，定則固，固則萌，萌則長，長則退，退則天，天幾舂在上，地幾舂在下，順則生，逆則死。」也有一說，其大要者，胎息而已。「初學行炁，鼻中引炁而閉之，陰以心數至一百二十，乃以口微吐之，及引之，皆不欲令己耳聞其炁出入之聲，常令入多出少，以鴻毛著鼻口之上，吐炁而鴻毛不動為候也。漸習轉增其心數，久久可以至千，至千則老者更少，日還一日矣。」行氣、胎息，應為細長緩慢的深呼吸。

《胎息雜訣》：「又胎息之妙，切在無思無慮，體合自然，心如死灰，形如枯木，即百脈暢，關節通矣。若憂慮百端，起滅相繼，欲求至道，徒費艱勤，終無成功。」胎息，還要加上將思慮停止，不要胡思亂想。

四、服氣、辟穀

服氣最早出於《山海經》的「食氣、魚者」，不知是否誤認為魚以食氣為生，「此人食氣兼食魚也」。辟穀則是不食五穀，《史記．龜策列傳》記載龜能長年不食不飲而不死。而葛洪說：「法其食氣以絕穀」、「仙經象龜之息，豈不有以乎？」似乎認為食氣辟穀（即龜息大法），可將呼吸、心跳都降至幾近於零，甚至腦波也不見了。（註：我們有一些數據顯示，正確的辟穀方式在結束十天左右療程後，脈診儀的確可量測到接近致中和的脈象。）

五、存思

以水或火等感覺，存在心中，如發炎則心想水之清，如得寒疾則心思火之熱，燒身令盡，存之，使精神如彷彿，疾即愈。

六、導引

今所流行之八段錦或五禽戲等，皆以身體之不同姿勢，以導氣血至不同部位。

以上六類是葛洪練氣理論，也可說是道家氣功主要內容，其重點為「精氣神」。

❖ 茅山道士

說到茅山道士，很多人就會想到曾經風行一時的殭屍片，但真正的茅山道士屬於道教的上清派，其法術體系和修道思想幾乎涵蓋道教史各個時期，有「茅山為天下道學所宗」之美譽。只是或許大家看多了殭屍電影，難免被片中那些神怪法術給誤導了。

茅山上清派提倡導引、存思、吐納、丹藥、符圖、訣咒，並且推崇《黃庭內景經》及自著《黃庭外景經》。《黃庭經》內容包括：

❶將五臟人格化，各有其神，而以脾為主（色黃）。

❷頭面有七神。

❸腦中有諸神，且地位有別，分住腦中各個部分（宮）。

❹命門之神。

❺三部八景二十四真（將人體分為上、中、下三部，每部內含八景，共二十四

景）。此法與精氣神相符，但更為細膩。

❻外在諸神。

❼三黃庭、三丹田之說，則黃庭不再指脾，而是與三部對應。

❽強調保精。

❾重視口水，稱為華池真精。

以及存思、食氣辟穀、內視、胎息、按摩、念誦、守一、符、圖咒、周天、采日月精華。

至於丹藥部分，主要著作為《參同契》，以內丹為主，將人身視為丹爐，如同外丹一樣，在體內以大小周天等，與天地日月運行精神鍛鍊之。而由真正丹爐煉製丸劑，含金屬或草藥，則為外丹。

析以陰陽，導之反覆，示之晦朔，通以降騰，配以卦爻，形於變化，隨之斗柄，取之周星，分以晨昏，昭諸刻漏。

外丹以陶弘景集大成，著作非常之多。陶弘景同樣是位有名的中醫師，如《本草經集注》、《效驗方》、《肘後百一方》、《合丹法式》等，也是中醫重要著作。至於《集金丹黃白方》、《服雲母諸石方》等，則傾向道家外丹之內容。

其他流派

道家之其他流派，書不勝書，但已多參雜神仙、靈異、法術等，如許遜之淨明派，可以點瓦成金、化木炭為美女……。此派後來傳人達數百人，而有著作者亦數十人。

還有大家最熟習的八仙，如鍾離權、呂洞賓、鐵拐李、張果老、何仙姑、曹國舅……等人，皆已入神仙之流，其神跡之流傳，多於其理論著述，反而成為道教最引人入勝的風景。

張伯端（南宗）：號紫陽，本人雖未言師承，但考據皆認為傳承於劉海蟾。南宗以提出陰陽及清淨二派為其特點，強調以人補人，本質為取坎填離。

說到「取坎填離」，以自身腎中陽炁為坎，心中陰神為離，亦稱做「還精補腦」（與精氣神之理，水火相濟、心腎相交亦相合），此為清淨派；而陰陽派，則是以自身陰精為離、為汞，女方陽炁為坎、為鉛，采彼「坎中滿（☵）」補我「離中虛（☲）」。

本來此法強調男女間之感應，但後為邪門外道所乘，變成「御女采戰」、「泥水金丹」，提倡「煉劍」之說——通過性交而煉丹。如民國期間相傳有楊森者，以多媾幼妻而長壽，台北市南港近郊九五峰，係因楊森於九十五歲登峰而得名。不久楊森因手術住院（在單人房），於少妻入內探病後暴斃。

南宗於元末併入北宗龍門派，改稱龍門南派。

王重陽（北宗）：北宗為王重陽所創，而盛於丘長春，與南宗皆鍾離權、呂洞賓之內丹一系，為全真派。應始自《莊子．雜篇．漁父》之「**苦心勞形，以危其真**」、「**謹修而身，慎守其真**」。本義為全其本真、天真。此派主要旨意：

一、三教圓融：儒、釋、道三教合一。「儒門釋戶道相通，三教從來一祖風」、「釋道從來是一家，兩般形貌理無差」乃王重陽名言。

二、識心見性：用禪宗明心見性之理，以「獨全其真」，行於「性命雙修」之法已。

大道以無心為體，忘言為用，柔弱為本，清淨為基。若施於身心，節飲食，絕思慮，靜坐以調息，安然以養氣，心不馳則性定，形不勞則「精」全，「神」不擾則丹結。然後滅情於虛，寧神於極，可謂不出戶而妙道得矣。

從〈丹陽真人直言〉這段文字明顯可見，全真派將「精氣神」與「戒定慧」的道理，做了完美的融合。

丘長春（龍門派）：係金時人（西元一一四八年），弟子十八人，傳至今日已近四十代。每代傳人皆眾，為流傳最廣之門派。但也因門人眾多，致其他門派也自稱龍門，或雖為龍門傳人卻不知所傳何物，將龍門派變成一個大雜燴。

伍仲虛、柳華陽（伍柳仙宗）：伍、柳二人直言，陰陽、性命順其自然之變化而生人；逆則返還修自然之理，則成丹（成仙成佛）。其他著作專言大、小周天及任督二脈、預防危險等，有關小周天之修煉，其要旨在周天之火候。重點論述，再三提令。

蔣維喬（因是子靜坐法）：係於清代汪昂所著之《醫方集解》中發現。流傳最廣，功法先叩齒、攪漱，然後靜心默數呼息三百六十次，以意行氣（↓下任脈↓過尾閭↓閉目上視↓至頭頂↓下鵲橋↓至丹田）一小周天，共行三次，擦丹田，並提倡自發外功。而楊踐形於一九四一年提出之放鬆方法，靜坐時弛緩筋肉，柔軟身體，如浮於空中，稱「弛力法」。

綜上所述，道家一直把內功、外功混於一池。雖然張三丰之太極拳被分類為內家拳，但與內功修為直接相關的方法，至楊踐形才真正提出明確的指導。

9

重性輕命的佛家氣功

道家氣功講的是性命雙修。各派雖有偏好，如南宗是先命後性，北宗是先性後命，遵循原則仍是一致的。但性、命又是什麼呢？

❖ 性與命

現代的話語，總說「身、心、靈」。開學術會議、演講時，也總是身心靈一起研討。其實身就是「命」，而心與靈就是「性」。

與道家氣功之最大不同在於，佛教是講心、修心，能得正道，就能進入靈的範疇，並沒有特別講到命。所以佛家是重性而輕命，也就是重心靈，而輕身體。

身體的基本健康，很大部分是生理學的。人要吃、要喝，吃五穀，怎能不生病呢？所以道家氣功重視命，也就重視生理與食物，因而與中醫接近，進而有「丹」的概念。**簡單的說，「丹」是物質性的、生理上的「精華」，內丹由自己修行而來，外丹則由藥物（中藥）金石精煉以得之，服後有大用。**

而佛家或佛教就完全沒有「丹」這一概念，因而完全不談外丹，甚至內丹，也以修心養性為指導，絕口不談「丹」。

❖ 禪宗

佛家氣功，我們只就禪宗來探討。

禪宗是在中國發展開的大乘佛教，受到道家文化的影響最大，因而氣功的成色也就多些，也比較能與道家結合。而釋、儒、道三教合一，正是王重陽的立論，對中華文化的影響更勝於道家。

大乘佛教有許多派別，天台宗、禪宗、淨土宗、密宗為四個主要宗派，而其修持方法都是「禪定」。

禪宗在歷史上最有名的故事有兩個，其一是六祖惠能與神秀的故事：六祖本是廟中掃地的工友，而神秀是五祖的大弟子，五祖傳衣缽時，要各弟子提出修行心得。神秀答：「身是菩提樹，心如明鏡台，時時勤拂拭，勿使惹塵埃。」其實這與道家思想較接近。而惠能的答案是：「菩提本無樹，明鏡亦非台，本來無一物，何處染塵埃。」於是五祖深夜為惠能講解《金剛經》，惠能當下悟到本性，爾後五祖便將衣缽傳予惠能。

另一個是二祖慧可向禪宗始祖達摩拜師求法的故事：達摩祖師來中國入山修行，二祖慧可（當時名為神光）在洞外恭立欲拜師，達摩久久皆不相應，於是慧可為表心志，自斷左臂，才終於見到達摩，表示自己心未安，乞求為他安心。而達摩回他說：「把心拿來，我為你安心。」慧可找不到自己的心，聽達摩說已為他安好心了，遂有所悟。

由以上兩個故事，很清楚的指出禪宗之開示——**三無**。

一、**無念為宗**。

二、**無相為體**。

三、**無住為本**。

這三個無，其實只有一個無，就是無念。不起念頭，就不會拘泥於形相，而沒了形相，那又依附什麼以停留？

本來面目

惠能釋法：「汝既為法而來，可屏息諸緣，勿生一念，吾為汝說。」又，「不思善，不思惡，正與麼時，那個是明上座本來面目。」

這個**「不思」，就是沒有念頭，前念已斷，後念未起，自己的本來面目。**

其實全真派之「全其本真、天真」，即受到禪的啟示，也就是本來面目——「自性」、「本體」。「禪定」就是定於此「本來面目」，因而「戒」、「定」、「慧」是佛教各宗派共同遵循之修行準則。

六祖對此也予以否定（無）：「**心地無非自性戒，心地無亂自性定，心地無痴自性慧。**」雖然以「無」來闡述「戒」、「定」、「慧」的深層意義，但也肯定了「戒」、「定」、「慧」是為修行之準則。

佛教的修行

其實佛教也是修命的，只是不視為重點。

佛祖在菩提樹下悟道前，也曾學習印度教之苦行，以虐待自己身體，做為脫離肉體枷鎖的手段，而不是「戒」、「定」、「慧」，因而幾乎死亡。幸得村女供奉羊乳才得以生還，並領悟：雖不追求身體欲望之滿足，亦不必將之戕害，只要守「戒」即可，這才是確實可行之修行大道。守戒，反而因身體更健康，可以進入「定」與「慧」的更高境界。

道家也「戒」口腹之欲（節飲食），但終究是入世之法，不強調戒色，因而衍生出三峰派之類的邪術。

在禪宗中，有兩個特別有趣的法門，是用來幫助我們開悟的：

一、棒喝禪

此法門起於明僧人（臨濟宗）圓悟，就是俗稱的「當頭棒喝」。「問也打，不問也打」，這個突如其來之當頭一棒，又怎修行本來面目？

我們用現今的電腦科學來做個說明：**當頭棒喝，就像電腦當機時最常用的修復方法——重新啟動（re-set）**。電腦因軟體太多，難免會相沖，因為困於一處，動彈不得，不正像我們凡人思慮過度，他愛我、他不愛我、他愛我、他不愛我、他真的愛我、他真的不愛我、他一定愛我、他一定不愛我……一再反覆無了時。此時一棒打來，一切思慮放下，再重新開機，也就跳出這個死胡同了。

二、參話頭

即是反覆分析一個念頭的起始之處，也就找到一念無明的起始點、發源地。「杜塞思量與分別之心」一問一答，兩人同修，自問自答則自修，不斷把答案當問題，一直問下去。

俗話說「打破砂鍋問到底」、「狀元也經不住三個為什麼」，舉個例子來說：

「為什麼蘋果掉到地上來？」一問。

「地面是蘋果該去的地方。」亞里斯多德說。

「為什麼地面是蘋果該去的地方？」再問。

「因為萬有引力，地球質量與蘋果的質量之間有引力。」牛頓說。

「為什麼有萬有引力？」三問。

這下子可不容易答了。

也許你可以試著答說：「因為有重力波。」

如果接著又問：「為什麼有重力波？」

……？？？

上述舉例是一個物理的問題，還比較容易回答。如果是人心，人性的問題，也就是性與命的題目，就像達摩要二祖「把心拿來，吾為爾安之」。乃知一切「無」有。

以上所介紹，不論是博大精深的佛學，或是雜亂無章的道教，都只是九牛之一毛。我們知識有限，難免以管窺天，只是盡心盡力的理出一些自以為是的條理，以與大家分享。

10 由生理學看精氣神與戒定慧

我們在研究中華文化時，一直強調不變的部分，如中醫理論中的十二經絡、穴道。而氣功理論最不變、最廣為接受的，也就是精氣神與戒定慧。

❖「精氣神」之開源節流❖

許多道家氣功都強調「還精補腦」、「煉精化氣」、「精化氣」、「氣化神」，而這些究竟要如何來理解？

由生理學的觀點，二、四、六諧波互為共振頻，也是內功的基礎。
二是腎經的共振頻，對應到「**精**」；
四是肺經的共振頻，對應到「**氣**」；
六是膽經的共振頻，對應到腦，也就是「**神**」。

從這個角度來看，二、四、六共振諧波的能量是可以互相交換的，所以「還精補腦」應理解為：將製造精子用的血來支援補腦。

一旦血液進入睪丸的生產線，後來一定被分解成原料而製造出精子，就沒有「還」的可能了。最多也就是在儲精。我們能做到的，只是少用些精，讓多些血去養氣、去補腦。

男女性交後，男生耗費成本大，因為一旦精洩，血液一定先來補足精，而降低了肺與腦的供血——在演化的過程之中，生殖功能一直是生物物種能夠長時間存在最重要的基礎。

那是否有方法補腦呢？這個就要說到戒定慧了。

「戒定慧」之補腦哲學

最有效的補腦方法，就是「**戒**」，完全沒有性生活。即使沒有洩精，生理上精子還是會不斷製造出來，只是速度較慢。從在睪丸製造生產，到運至儲精囊暫存，精子待在小倉庫內，放久也就分解了，所以適度洩精對身心有益無害。

「煉精化氣」也是一樣的道理。只是氣如不能「定」，成了戾氣、暴氣，又如何補腦呢？——所以要「**定**」。而腦子補好了，胡思亂想，做盡壞事，又有何益？——所以要開發「**慧**」。

那些道家想像力豐富的「房中術」、「還精補腦術」等等大批文獻，總是教人如何與女性交合，而不射精及還精，以求補腦，恐怕是沒有什麼作用。只是這個不射精或延射精的手法，倒是可能對於男性早洩的症頭有效。有心人不妨往此方向研究研究，也不枉費這些老道士們嘔心泣血的「傑作」。

至於陰陽派的理論——以人補人，是不是還有別的道理呢？

從一些統計數據顯示，有配偶或性伴侶的人，生活都比較幸福，壽命也比較長些，而婦女有兩、三個孩子活得最久，也充實些。可見與心愛的人相處，心情愉快，互相扶持，相親相愛，這就是「以人補人」的大道。

◆氣功於中醫發展之猜想

在研究中醫理論時，我們與先祖一樣，先由最基礎的數學入手。因為「心跳是規則的」→「人體中有共振單元」→「共振單元組成器官及經絡」，因而可導出器官及經絡的共振血液循環理論；而十二經絡及器官共振頻，才是生理上的發現，因此有「河圖洛書」之共振頻的分布。

再把人體當作一個由各種密度、彈性、有一定結構的實體，則配合肌肉、血管、骨骼等之組成，可以找到經絡及其組成之穴道。這個發現的過程，可能在一萬年以前就已經完成。我們今天所知的經絡理論、各屬之穴道，都有典雅而實用的名稱，這應是許多古聖先賢集體努力——一棒一棒的經過了千百的努力——才有的成果。

而這些發展的過程，都在萬年前一顆天外飛來的隕石打出太湖時消滅了。（請參看《河圖洛書前傳》）

一些最寶貴的結論經過多次傳述，加上因為不解其本意的自行發揮，最後以《內經》、《難經》、《神農本草經》等形式留傳下來。而面對這個完全混亂的理論、毫無章法的發展過程，想要從中理出一個思路，是非常困難、幾乎是不可能的任務。

於是我們開始試著從數學入手，就像研究中醫一樣（請參看《以肺為宗》），《內經》中有「獨大者病」、「獨小者病」，所以氣功若只是將某一血液共振諧波的振幅經過鍛鍊而獨自變大，「那也是一種病態」！（註：嚴格來說，只有腎經變愈大愈健康，其實這也是練內功的精神。討論腎，將氣功列入主要討論內容，也是基於此理。）

所謂氣功，應是經過鍛鍊，增強了一組諧波，而達到增加健康的功效。

PART

3

【解析篇】

氣功也可以由數學推論

因為心跳是穩定的，所以其組成分量都是諧波，這是數學的必然，也是我們先祖發明了中醫藥的重要基礎。因此在「氣功」的討論中，開宗明義，我們就應用了必然正確的數學來推論。而這個所謂的內功，應是與二、四、六這一組共振諧波有關！

11

我們的身體有兩組共振諧波

氣功的發展雖依附在中醫之理論，但是更為「天馬行空」，常常是某人一夢，或某人打坐時的感應。

中醫之發展，有《內經》、《難經》等理論（雖然不甚完整也不是完全沒有自相矛盾）做為規範，終究有些標準，而氣功就是漫無章法，各家各派，自說自話！中醫理論、藥理……要在病人治病上加以證實，所以特重「驗方」，氣功、煉丹則是全憑使用者的自覺，或「內視」等沒有任何根據的感覺，因而「走火入魔」、「藥物中毒」，不知害死多少皇帝、貴族、能人、居士……

於是，我們就像研究中醫一樣，試著由數學入手，推論氣功。

二四六與三六九

如前所述，心跳是穩定的，所以其組成分量都是諧波，這是數學的必然，也是我們先祖發明了中醫藥的重要基礎。

這些諧波之共振器官及經絡，分別是：〇心包，一肝，二腎，三脾，四肺，五胃，六膽，七膀胱，八大腸，九三焦，十小腸，十一心。

把這個由〇到十一的十二組諧波攤開來看，可以發現有兩組互為相生之共振諧波頻組合：

一組為二、四、六，分別為二的一、二、三倍。

一組為三、六、九，分別為三的一、二、三倍。

而到了四的共振諧波頻時，就只有四與八，兩個而已。至於第十二諧波，也許在人類繼續演化、進化以後，可能發展出第十三個經絡，才能存在第三組共振諧波頻組合。

❖不同管道練功，效果不一樣❖

由數學來看，要增強身體的功能，也就是所謂的練功，就應是加強這兩組共振頻組合之能量。理由是：

❶二、四、六，恰好就是上焦（部）、中焦（部）、下焦（部），也就是血管為主之共振頻，以二腎為其基頻，是謂先天之氣的根本。

❷三、六、九，則是人體三焦經（全身腠理之氣）在全身體表分布之衛氣，而以三脾為其基頻，是謂後天之氣的根本。

由此可以明顯的理解，練功有兩條不同的管道，不同的方法，可達到不同的健康效果。

❖三焦經——第九諧波之共振經絡

三焦經在人站立之後才演化出來，是所有經絡中最特別的，為將人的全身視作一體之共振頻。也就是說，這個共振頻是人以兩腳站立，不再四肢著地，才能夠發展出來。

所有練功的姿勢，如為站立，都要求兩腳與肩同寬，正是希望啟動這個全身之共振頻，也就是「氣」的產生。

近代研究氣功，絕大多數都在了解這個共振頻的特性，像是《內經》中就指出，三焦經之特異性——「氣行脈外」，只有三焦經的氣可由脈（血管中）走出來。其他〇至八，以及第十、十一諧波，這些經絡的氣都是走在血管與穴道所組成之經絡中，而不能在身體其他部位自由遊走。

這個全身的共振頻，可以影響腦波，與腦波產生協同共振。

此外，這個約10Hz左右的波與地球外圍電離層之共振波（舒曼波）也很接近，若是由此血液共振波誘發腦波，進而與地球之共振波連接，是否就能產生「天人合一」般和諧安定的感覺？也是值得玩味的。

如果強化這個全身的共振波，布滿全身之腠理，就是硬氣功，也就是所謂「金鐘罩」、「鐵布衫」，而能刀槍不入。

如果將此第九諧波經由手掌、手指……向體外擴散，就是所謂的「外氣」。有些初入門的練功新手，自覺幾個星期或幾天就能氣走任督脈，其實只是這皮下之氣的表面工夫。

第九諧波之氣，其基礎為脾經之氣（第三諧波），如果將此氣收回脾經，則體表柔軟，內裡充實。

反之，經常發放外氣，或使硬氣功的表演者，常常是脾胃虛弱，虛有其表，而且畏寒怕冷，容易消化不良。

這又是為什麼呢？

因為經由第九諧波把本來營養身體的脾經之氣給消耗掉了。

❖ 如何解釋丹田

以此第九諧波為主，散行全身腠理之氣，可能解釋丹田嗎？

在歷史介紹中，我們談過，丹田是由兩個概念形成：一個是煉丹的文化，也就是化學變化之顏色變化，以與五行之類比概念，轉化為身體上、生理之「丹」。但是從來沒有一個氣功「行家」或門派提出解釋，究竟生理上「丹」是什麼？

另一個概念是田。「田」有耕作的意思，就是要不斷地耕耘，讓「田」裡長滿了「丹」。

首先，我們可以從身體的外形（上圖及次頁圖）來看——

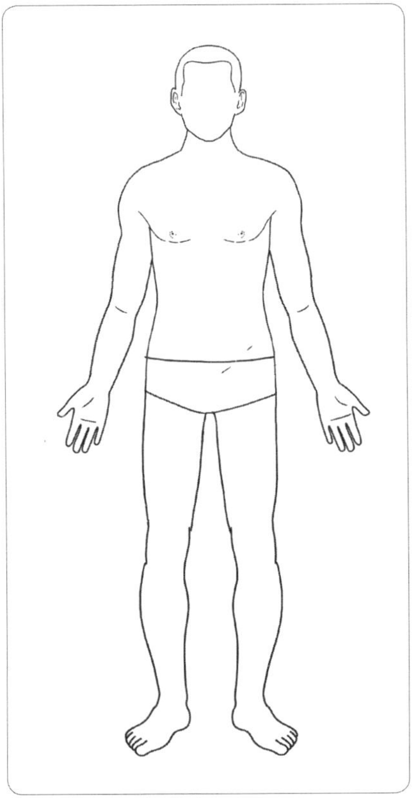

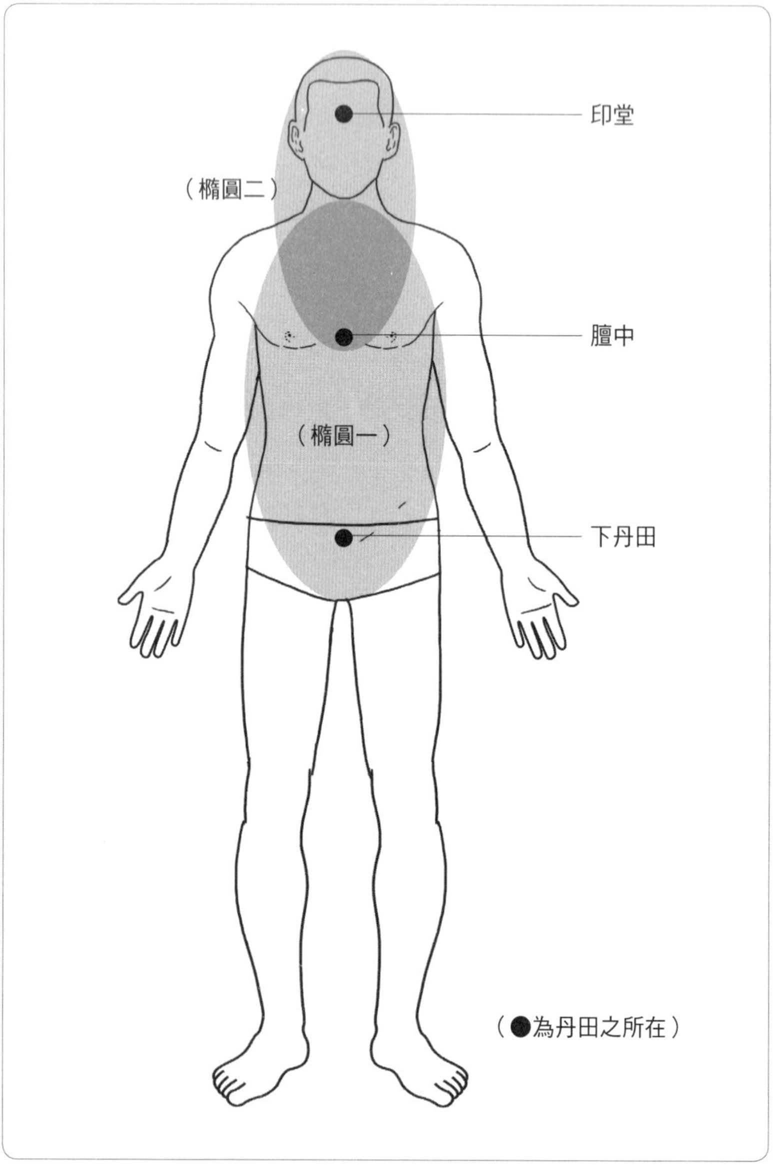
印堂
（橢圓二）
膻中
（橢圓一）
下丹田
（●為丹田之所在）

橢圓一，涵蓋範圍為身體部分，此區兩個焦點分別為膻中及下丹田。

橢圓二，由頭、頸、胸之上半形成，而以印堂及膻中為其焦點。

由聲學理論，在橢圓體中一個焦點（膻中）發出聲音，會集中（聚焦）在另一焦點，像是天壇的迴音壁就是依此原理建造，所以在某一焦點談話，另一焦點處可清析聽到，而且兩個焦點可以互相加強。

從右頁所標示這兩個想像的橢圓體，我們可以（稍微有點造作，尤其是橢圓二）大略解釋丹田的位置。

但是如何結丹？如何耕田？後面我們會再延伸探討。

身體之其他部位呢？

以上所討論的，都在「氣行脈外」之三焦經。那麼其他「氣行脈內」的十二個經絡呢？

三焦經只在體表之腠理，那麼骨骼、五臟六腑、血管、神經等等呢？

在氣功文獻中，最具色彩，又多樣、多元化的「內經圖」，又稱「內景圖」或「修真圖」，據傳為道家千年不外傳之秘要圖式，其將人體的形象隱於一幅山水風景畫，描繪出人體與自然相應的規律，並且結合謎辭隱語，講述人體臟腑與經絡的內在關係、煉氣結丹要訣及重要修煉之關鍵位置。在中國醫史博物館編撰的《文物選粹》中收有一幅彩繪內經圖，而目前流傳最廣是北京白雲觀木刻版拓印的黑白圖，在宜蘭「道教總廟三清宮」網站（http://www.sanching.org.tw/dw）內有提供圖檔下載。

要找出身體內部加強健康的方法，如由中醫之理論入手，一定是「**如何增強血液循環之流暢及效率**」。

因此，我們必須再回到其他器官及對應之經絡，也就是回到第九諧波之外的十個諧波——〇至八，以及第十、十一諧波。嚴格來說，應是三、六、九這三個與外功有關之諧波以外的諧波，也就是剩下的〇、一、二、四、五、七、八、十、十一，要從這九個諧波之中來尋找。

在這個部分——「氣功」的討論，開宗明義，我們就應用了必然正確的數學來做一些推論。

這個所謂的內功，應是與二、四、六這一組共振諧波有關！

12

由二、四、六諧波了解內功

在我們開始以脈診研究中醫理論的時候，大約在一九八五至一九八七這三年間，我們做了《內經》中所稱「三部九候」九個穴道的脈形分析。

上部（天）：頷厭、耳門、顴髎

中部（人）：太淵、神門、合谷

下部（地）：太衝、衝陽、太谿

以上所列出這九個穴道，都有動脈通過，所以才可能取脈，也因而為《內經》選中。

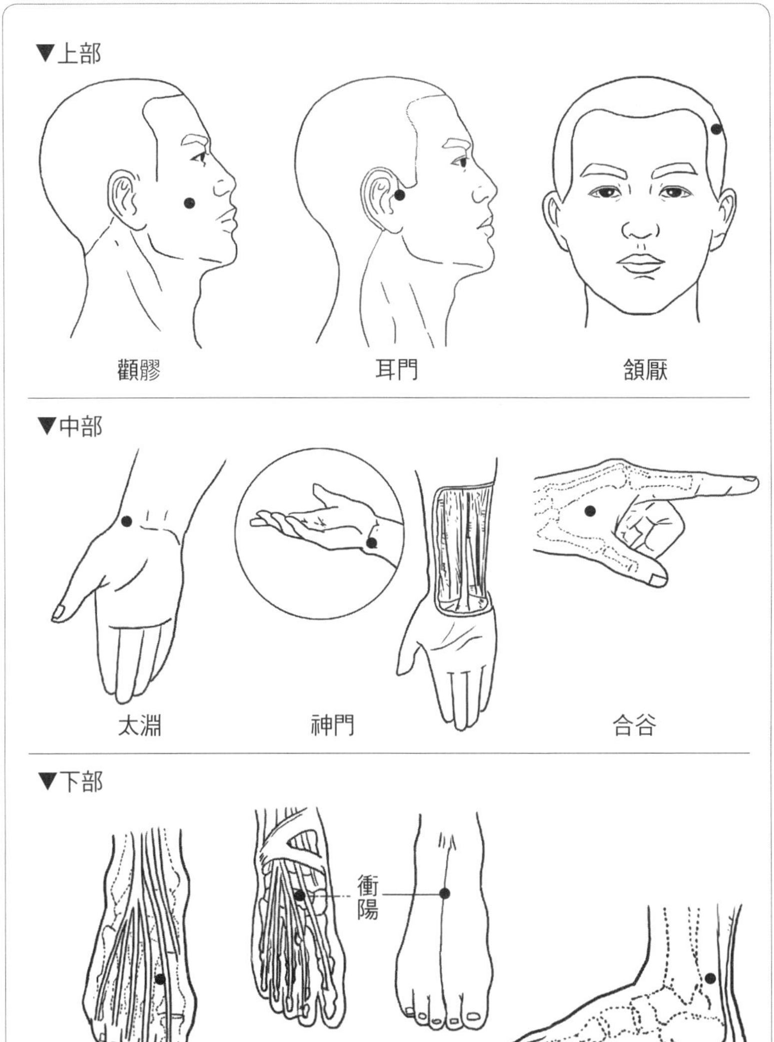

▲《內經》所稱「三部九候」的九個穴道。

三部九候之脈形分析

若將所有量到的諧波振幅以手上的太淵為基準，將諧波的振幅比值做一個比較，會發現上部的幾個穴道量測點，在第六以上（膽經）的諧波振幅比值都大幅增加，表示頭上動脈系統對膽經以上諧波的共振顯著；而與下部的穴道相比，第二諧波（腎經）的振幅比值在下部是最高的，不同人的量測平均增加了百分之四十二，表示下部的第二諧波共振最顯著。

如果以中部的穴道與上部和下部相比，則第四諧波（肺經）的振幅最顯著，因此，我們大膽假設在人體動脈系統中，上部、中部、下部各自對應二、四、六諧波的共振頻——

上部（天）：就是到頭臉部的血管，其共振頻為**第六諧波**。

中部（人）：就是到胸部（頸部至肚臍）及手的血管，其共振頻為**第四諧波**。

下部（地）：就是到肚臍以下至腳的血管，其共振頻為**第二諧波**。

並且根據這個實驗結果，得到一個重大的生理上之結論：這上、中、下三部之共振頻，剛好為六（膽）、四（肺）、二（腎）諧波，也就是另一組互為共振（一：二：三）的組合。

❖健不健康？取決於腎經

而在用老鼠實驗時，我們又發現：腎脈（第二諧波）愈強的老鼠，外形佳、毛色美、活力旺、眼睛亮，各方面也都愈強壯。

老鼠沒有三焦經，也就沒有所謂遊走全身腠理的第九諧波，而老鼠的健康似乎取決於腎經，也就是第二諧波。

換言之，**如果有內功，其基礎乃是「腎氣」**。

由腎之共振頻第二諧波，也是肚臍以下（包含雙腿）身體血管之主要共振頻，其大本營就在骨盤腔。這不正是下丹田的位置？（下部所有動脈之重心，也就是共

振中心）

由肺之共振頻第四諧波，也就是肚臍以上至肺（包含雙手）的身體動脈血管之主要共振頻，其重心共振之最大點是膻中穴。氣聚膻中，就是主昇動脈將心臟打出之流量轉換為振動的發生地點，這也是所謂中丹田（重量之中心點，更是脈動產生地）。

由頭部血管（不含頸部——仍包含在中部）之共振頻第六諧波，其集中點在印堂穴，也就是兩眉之中心，不也正是上丹田嗎？

由心臟產生血流之脈衝，在膻中（主昇動脈）轉換為振動之脈衝。而膻中至頭頂之距離，如當做一；膻中到手心，則為二；膻中至腳底，則為三。由於管長與共振頻是反比關係，這三個部位——所謂天（頭）、人（主要上軀幹加手）、地（下軀幹加腳）——共振頻分別為六、四、二，也是符合數理原理的。

13 說解丹田

丹的概念，是由早期道士以爐子煉製各種化學元素，特別是汞與鉛結合、分離之發現，所演變而來的。

❖ 有傳承的「丹」與「田」

在文獻中，可以看到各式各樣的比方、猜想、幻想、邪想，主要是企圖根據五行的概念，把人在練功時產生的各種異相、怪相、相像，以五色、五味等五行中之連結性來推論其共性。

於是把人體當成爐子，由身體練功後產生之物質，就統稱為丹；而田就是丹生長的所在，如種田一般，以練功促成丹在田中生長。這是由歷史傳承的「丹」與「田」的概念。

這個概念經由各式各樣的人——道士、居士、學者、騙子、瘋子的親身體驗或感覺，留下了大篇幅的「自說自話」、「胡言亂語」、「牛鬼蛇神」，成就了洋洋灑灑的氣功歷史及傳言，而更多是胡言、謊言……。

❖丹田的確切位置❖

想要了解丹田的確切位置，就得理解「丹」與「田」在生理及解剖上的意義。而在這個部分，我們先由血液波的共振現象來理解一下——什麼是丹。

丹在傳統的道家思想像是一顆丹藥一樣的物質，在丹田之中生長！但是，丹一定要是物質的嗎？

我們在以往的著作中曾提到，就像籃球投籃、或網球擊球一樣，我們不斷的重複相同動作，將神經、肌肉……甚至骨骼等等，都訓練成一種反射式的動作。眼睛一看向籃框，便引導手、手臂、肩、腰、腳……等全身各處都有一個標準的動作，而將球一投入籃。

因此我們可以想像，這個長期訓練後的成果，就是一種印在大腦、小腦、脊椎、交感、副交感運動神經的一張反應圖表，將各種投籃動作都詳細記錄，並依照記錄一再重複表現，不斷的加強↓重複↓修正↓加強↓重複……，最後成就一個偉大的籃球員，幾乎每投必中。

這張留在神經、肌肉、骨骼，甚至內分泌、呼吸……各系統中的圖表，也是一種具體的「東西」。這「東西」可以一而再、再而三的不斷重複並改進。

現在我們再想一下練功的過程，或是道家所言「煉丹」或「練丹」的過程，是不是覺得十分相似呢?!

其實練「丹」與練「打球」是同樣的事情，所有練打球所要求的心志合一、專心一意、重複練習……，這些對自我的要求，也是如出一轍。

我們可以由生理學的角度說：**「丹」，就是身體循環系統中共振狀態的綜合表現**。這個表現與投籃一樣，要全身血管、神經、大腦、小腦……肌肉、骨骼的協調與配合，才能將動脈脈波更有效的送往身體各部位。

做好共振乃健康王道

而所謂打通某經絡，就是將這一個經絡的各個穴道共振狀態提高到一個良好↓再更好↓不斷降低阻抗↓暢通……的狀態。

外功是以打通三焦經為標的。前面所介紹與三焦經直接相關的奇經八脈，也是逐個（例如由任督脈開始）漸漸暢通，因而血液的壓力波可以快速、隨心所欲的到達並充滿體表某幾個穴道，將之鼓起，而成就鐵布衫與金鐘罩。

說到這，大家心裡或許會想問：那麼在內功呢？

其實，內外有別。

外功是有防禦之功能，只在體表運作（三、六、九諧波，重點在第九諧波），沒有增進健康、開啟智慧的效果。

內功則是向內臟與其他經絡（尤其是腎、肺、膽三條經絡）及器官，去開發，去改善循環，以促進健康。

14 練內功是在練什麼？

由生理實驗，我們知道上部（天）的血管都有第六諧波為共振波，中部（人）的血管都有第四諧波為共振波，而下部（地）的血管都有第二諧波為共振波。如果各部的共振狀況愈好，則血壓波及血液送到主動脈，進而分送身體之上、中、下部也就愈好！

這就是由根本改善了健康，也啟發了智慧。

在前面我們已經分辨道家內功的重點是「精」、「氣」、「神」，而佛家是「戒」、「定」、「慧」。這與由主要送血系統中的三部九候，又有什麼關連呢？

❖ 生理學上的奇蹟

主動脈是送血的幹道，這是輸送血液最重要的管道，比經絡系統更重要、更巨大，所以一定不能阻塞或共振不良。

而這三部做為最基礎的系統，其改善比起打通任何單一經絡或穴道都更重要。因為這是第一階段的分配，「經」是承接於其後的分配系統，「絡」則是更細微的分配！上、中、下每一部，則是大動脈好幾條經與絡的結合體或綜合體。

就像高速公路、省道、鄉間小路一樣。在高速公路上，暢通是最重要的，可以將輸送時間縮短最多，將運輸效率提高最多；而省道已不止一條，鄉間小路分支更多，每一分支暢通與否，其影響就比較小，而且比較局部。

但是血液之分配卻是高速公路、省道、鄉間小路的綜合體，係一起工作的，一個群策群力的共振單位。

這條送血的超高速公路——三部，比一般高速公路有更高的效率，以共振方式運作，這是生理學上的奇蹟——老天爺、上帝的傑作，我們凡人至今尚未參透。而氣功已知的枝枝節節也只是瞎子摸象，摸到腿，說是圓柱，摸到肚子，認為是大圓桶，摸到牙齒則是硬的、尖的……。

這個三部，除了輸送血液之外，還兼顧分布血液，所以有三部的規劃，而《內經》在一萬年前可能就已經知道這個秘密了。

❖ 三部九候的奧秘 ❖

下部（地）、中部（人）、上部（天）把人體分成三大區塊，由主動脈送入身體的血液波，就依據其共振頻，分別導入這三個區塊，這個區塊包含主動脈、經與絡，就是主動脈含大小血管及穴道，也就是微小動脈等。

所以，此區塊的主動脈、經絡、穴道就構成一個大的共振網。

這裡我們要釐清一個概念：**血液輸送的共振，可不像電子電路的共振。**共振頻與非共振頻的振幅可相差十倍、百倍，在循環生理上的共振，多了幾十個百分比，最多也是二倍、三倍，其他不是共振頻的振幅仍有十幾或幾十個百分點，而且總是清晰可見。因此，並不會完全沒有辦法輸送血液。只是在輸送的數量上有了顯著的選擇。

這個上、中、下部的選擇，是血液分配中最基礎的核心，但卻是最不易體會或了解的。所以，接著就讓我們娓娓道來——

這個區塊是以主動脈為動力的來源，而其經與絡中的血管才是共振之區域。是這個經與絡中的血管，以共振的方式，將主動脈中之共振頻能量引導出來。

這裡一定要有一個概念，就是共振如何將能量交換。一個共振系統，可以由一個充滿各種頻率能量的系統中，選擇性的吸收其共振頻的能量，而不吸收其他頻率的能量。

與我們日常生活最接近的就是無線電視或收音機系統，當其天線之共振頻調到電視台或廣播電台的頻率，就能收到某個電視台或廣播電台的信號。雖然空中充斥了各個電台的廣播頻率，可是這個天線經過了頻率的選擇，只選擇吸收某一個電台的信息，而播放於電視或收音機。

在此我們先做一個小結：

血液由心臟噴出後，在主昇動脈做一個一八〇度的大轉彎，同時將約百分之九十八以上流動的動能，在此（約在膻中穴）轉換為波動的位能，而沿著有彈性的主動脈向上、向下輸送。此時大動脈之彈性、平順，就能以最小的摩擦力將血液往前推進。由於血流速度很小，波動能量很大，因而在主動脈中主要輸送的是存在血管壁上的位能。

這個在血管壁上的位能，包含了心跳的各個諧波。當波動通過身體下部時，因下部之經（包含大血管）、絡（包含小血管）所形成的動脈網路，有其特定的共振頻——心跳之第二諧波，將以第二諧波為主的波能能量吸入此動脈網路，並藉此波動力量將血液推進所有下部之組織。

同理在上部是第六諧波，而中部是第四諧波。

丹田的田是什麼？

由以上的了解，我們就很容易來解說「田」了。田就是整個上部、中部或下部的區塊，是一塊很大、很大的「田」。

那為什麼氣功前輩們認為丹田只是一個很小的位置，或者是一個類似穴道的位置呢？

我們把身體的動脈解剖圖拿出來看一看：

下丹田差不多是下部動脈之重心，也就是共振網中振動之最大點，同時也是我們一般最容易感覺到有振動的位置，難怪下丹田會有「關元」、「神闕」、「氣海」、「石門」等各種不同位置的猜測。這也是隨各人身體結構、感覺等差異而分別有不同的結果！

中丹田有「膻中」及「巨闕」等。

上丹田則有「百會」及「印堂」等。

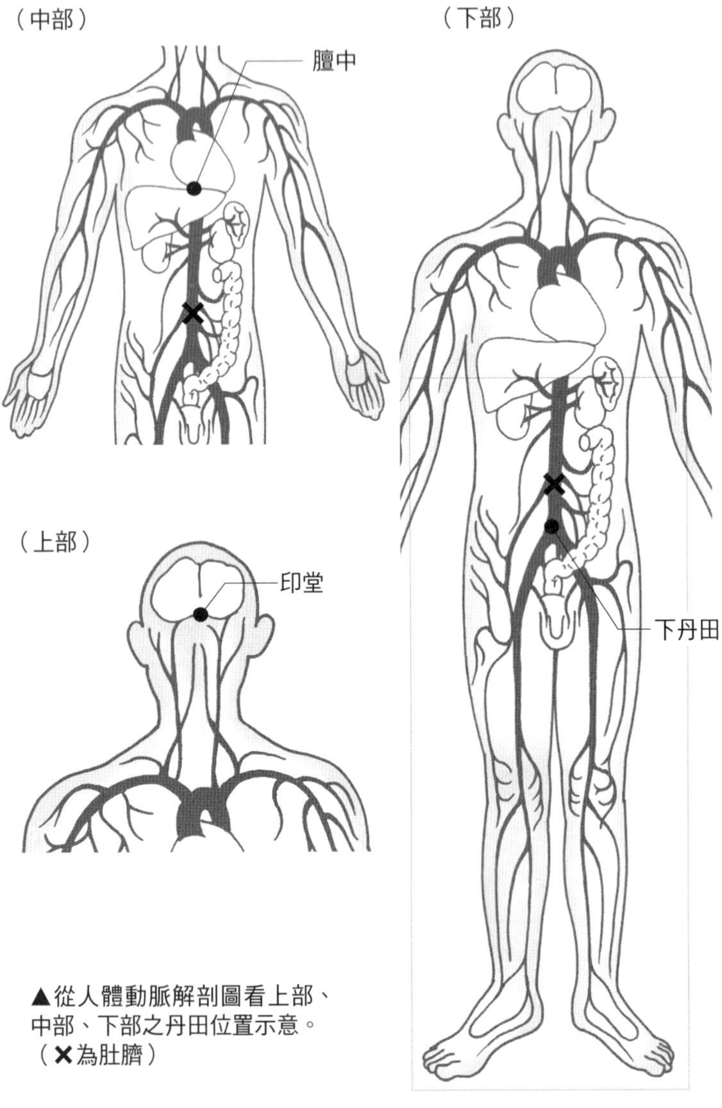

▲從人體動脈解剖圖看上部、
中部、下部之丹田位置示意。
（✖為肚臍）

什麼是丹呢？

傳統氣功前輩總是把身體看做是煉丹的爐子，而丹則是化學之物質，是一種具體的物質「丹」。

由前述對生理學的了解，「丹」應該是一種物理或生理的狀態！就像我們打籃球練習投籃，或打網球一樣，將神經、肌肉、血管、骨骼……等全身的協調性，做了長期的訓練，達成一種高度合作、協作的狀態，才能因而達成高度的協調；又在不同狀態下，總是做最對的反應，而將籃球投入籃框，或將網球以一定強度、旋轉、角度……擊回。

對內功練氣而言，就是將「田」中的共振，漸進式的訓練與加強，並擴大「耕地」範圍，以擴充至整個上、中、下部的區塊。共振愈佳，所謂丹田（**下丹田**、**膻中**、**印堂**）的振動感就愈強，愈容易感覺到。這些古人所宣稱的現象，幾乎都可由此做些了解。

❖練功vs.精氣神與戒定慧❖

由上、中、下丹由之部位及其共振之諧波，分別為六、四、二心臟跳動次數之倍數，也分別為膽經（六）、肺經（四）、腎經（二）的共振頻。

所以內功所修煉的也就是以這三個經絡為主。

第二諧波是腎之共振頻，腎乃藏精、主髓，可以是狹義的精子、精液，更可以是廣義的血液骨髓。當然其精中之精仍是精子、精液。

第四諧波是肺之共振頻，係身體宗氣之源，所有氧氣皆由此供給，可以說是氣之大本營。

第六諧波是膽之共振頻，而上部之膽主要為腦，腦子是神，也就是神智、精神等各種智力活動之主導者。

二、四、六互為一：二：三之共振頻，可以互相交換能量，相互支援。而我們練內功修煉腎、肺、膽，也就是精、氣、神。因此，精氣神又可相互換能，相互支援。

那麼「練精化氣」、「練氣化神」、「還精補腦」等神秘功法也就不難理解，只是血液循環生理的必然現象——共振諧頻間能量之互換。因而精氣神也可相生。

佛家氣功之「戒」、「定」、「慧」，其實與「精」、「氣」、「神」是同義詞，戒之中以色戒最難「持」。我們都是由「色」而產生的，子曰：「食色性也。」能守戒則自然精足，精足則氣定，氣定則「神」閒，自然產生大智慧。也就是說，大智慧是由神而生。

❖ 比較精氣神與戒定慧之精義 ❖

道家是修煉在世之福報，在生理學基礎上討論內功在我們身上之物質基礎，因而得到一個結論：

下部共振良好則產生足夠的「精」；中部共振良好則「氣」飽滿；上部共振良

好則「神」智清醒，腦力充足，這是生理的必然結果。而其成就之順序，則是精足↓氣，氣足↓神，由精而氣而神。

佛家強調「心」的作用，修行強調心的境界、心的努力，也就是自我心靈的昇華，以成正果。

所以，佛家的修行以守戒以達心靈之淨化，因而成就氣之安定；不再有暴戾之氣，或其他之惡氣，因而腦子清淨、清明，進而產生大智慧，認識自己「本來無一物」的本來面目，真正解脫生老病死之桎梏，而得到大自由、大解脫。

由此看來，道家認為內功為人在世間找到「神」，足以像莊子一樣的一生死平貴賤之智；而佛家可以成就「成佛之大慧」，超越人世之一切災難、苦痛。

15 內功修煉三原則

有了對內功這些生理學上的了解之後，在開始進入實練前，我們要先對如何練功做些原則上的建議：

❶ **要先體會或感覺到自己的心跳**。

也就是靜聽心音，似乎聽到自己心跳的聲音。這個聲音是很低頻的，低於16Hz（每秒十六次），所以不是用耳朵去聽，而是以身體去體會低頻的振動，一種聽不到的心音。

❷ **要配合心跳做動作或運動**。

不論走路，或是做各種柔軟、週期性的運動，如甩手、轉腰，或轉脊椎骨、做香功……都要配合心跳，以加強各部位與心跳的協調性，也就是煉「丹」了。

❸要感覺心跳在全身共振。

在靜坐、站樁練功時，更要試著靜聽心音，感覺心跳像是在全身共振。

❖修煉內功與丹田發聲❖

聲音要好，丹田要有力。尤其唱歌時要（下）丹田用力。這與內功的道理又有什麼關係?!

讓我們回想一下，身體上可能的三組互為相生之共振諧波：

三、六、九諧波——外功

二、四、六諧波——內功

四、八、（十二）諧波——？？

由二、四、六諧波（內功的諧波組）來看，如果下丹田用力，下部共振將會被壓抑，原來在下部的第二諧波能量分散到共振相生之第四與第六諧波，使得四、六諧波之能量大大增加，也因而大量增加血液流入第四與第六諧波所灌輸之組織。

而由四、八、（十二）共振頻相生組，因第四諧波能量大大增加，則第八諧波之能量必然也跟著大大增加。那麼，當下丹田用力把第二諧波的能量強迫分配至四、六、八諧波時，會產生什麼生理效應？

第四諧波主要為肺供血，第六諧波為頭上供血，而第八諧波在頭上（上部）正是聲帶部位肌肉群之供血的主要能量。（由第六及第八諧波供血）如此一來，肺活量、聲帶的控制運用更靈活，自然歌聲也就更為動人了。

❖ 看特異功能的門道 ❖

說到這裡，我們稍微插話，為下章起個頭。外功有些特異功能，像是以頭擊破磚塊石頭、以長茅刺向咽喉，甚至以大卡車輾過身體、赤腳站在刀尖上……等，這些我們常在表演中看到的硬氣功，多可由「金鐘罩」、「鐵布衫」等等，氣血充滿腠理來解釋。

也就是三、六、九諧波互為共振頻，而將三、六之能量集中到第九諧波，就形成體表的保護層，再將能量集中於幾個穴道或位置，即成為特別強硬的點或小面積，以對抗外力之侵襲。

而有些科學論文以力學的角度，把手或身體視為許多小球，以彈簧連結之連續體，以人體組織之彈性係數，以及組織間之黏彈性，認為這些現象都還在合理之範圍，其實也不算「特異」。

只是，經常將第三諧波的能量引導到體表，會造成第三諧波的虛弱，反而形成脾胃虛寒的症頭。這種情形在許多「愛現」的氣功師父身上常會發生，但又不敢在人前示弱，真是為難！

16

內功也有特異功能

前章所談的丹田用力，歌聲美妙，就是像硬氣功一樣的特異功能。因為把腎經的能量集中到肺及聲帶，而產生的特殊效果——歌聲美妙，這就是現代所謂的美聲唱法。

這種歌唱法，與外功之硬氣功相似，也有損傷腎氣的副作用。長時間以丹田用力唱歌，難免腎虛而腰酸腳軟。

其實內功特異功能中最強大的是：產生了佛祖釋迦牟尼。

當佛祖在修行時，他就在修煉內功，直到他在菩提樹下靜坐了四十八天，這才悟道，而這整個過程就是最典型、最強大的特異功能。

生活中的內功修煉

佛祖由戒、定、慧而悟出人皆有佛性，教導我們如何找回自性，因此發想了三法印、四聖諦、十二因緣等人生的道理，以加速我們認清真我，拯救了世上多少人心。這是內功特異功能中最至高無上的成就。

世間的政治家、軍事家、科學家、思想家、發明家……在做深層思考或重大決定時，總是會靜心養性，甚至齋戒沐浴，這就是由內功之「精」、「氣」來產生「神」，由「戒」、「定」來產生「慧」的過程，也都是由內功之修煉以達智慧，神清目明，而能高膽遠矚之特異功能。

話說回來，其實我們在日常生活中，往往也不知不覺就用了內功的修煉，希望達到「神」與「慧」的「特異」效果或功能。大家不妨想想看？

「畸」人「抑」士

在我研究氣功與中醫的過程中，的確也曾遇到一批奇人異士。例如一位師父，祖傳龜息大法，他真的可以控制心跳、血壓，甚至令腦波呈現寂靜的現象。然而，一度主編氣功雜誌推廣氣功的他，後來卻只能以算流年、看風水及教導中醫來謀生。這個龜息大法固然神奇，但對身體健康真的有好處嗎？我想這是十分可疑的。

最誇張的是一些畸人、抑士。怎麼說呢？有一位畸人在連絡多次後，終於現身。他與我們約在晚上，號稱自己可以打下人造衛星，或其他小星星。

當天晚上，他手拿著一個類似真空管的東西，以手指比作手槍狀，對著天空亂打一陣後說：「你看，打下了一顆。」我順著他的手勢看去，果然有一顆流星劃過天空。不過這已是這位畸人忙了超過半個多小時之後的事了！後來回想，如果那晚有流星雨，也許就不必等那麼久了。

抑士又是什麼模樣呢？

有位抑士在電話中號稱，他在運功時可以看到月球永遠背地球的那一面，也可以到東京地鐵站去看一看當地的情況。

那天他躺在躺椅上，我們一面為他量脈，並分析其脈象，於是他開始運功了。過十幾分鐘後收功，接著口若懸河，說得活靈活現。而我們脈診的記錄是：「**運功時頭部循環嚴重受到抑制，必定產生幻覺，甚至會活見鬼！**」

這些畸人抑士，大多是走火入魔的病人，而不是真正擁有特異功能。

走火入魔

走火入魔，簡單的說就是叉了氣。或是某些部位多了氣，而其他部位少了氣。

很多頭痛、偏頭痛，就是腦部缺血；而憂鬱症更是腦子缺血比較嚴重的症狀。

其實胃缺血就胃病，鼻子缺血就鼻病，手缺血就舉不起手來，腳缺血就不能走路……，這是大家都很了解的。

走火入魔可以用河流來做比方。

經絡本與河流相似，是血液在身體流動灌輸的管道。就拿黃河與淮河做例子，本來黃河是黃河，淮河是淮河，淮河的水時多時少，若只是季節的正常變化也沒什麼，但如果變少太多，流域就鬧旱災。相對於經絡就是——胃經缺血（胃虛），長此以往就犯胃病了，這些都是正常的生病。胃經血太多，可能胃酸過多、胃食道逆流、胃潰瘍……。

但如果淮河的水不夠或過多，不是淮河本身的水夠或不夠，而是因為黃河將淮河的水搶走了，或是黃河水沖進淮河裡來，這就不是正常生理應該發生的現象。

把黃河比做膽經，黃河干擾淮河，就是膽經侵犯胃經。這在正常生理上是不容易發生的。大多是人為的不正當練氣、運氣，而**以人為操作逼迫氣血走向不是原本生理上的管道，久而久之，正常經絡的走向就被破壞了**。就像黃河奪了淮河的出海口，而不由原來黃河的出海口流向大海一樣。

這時就**造成血液分配的嚴重不平衡**。在一般器官，就是「走火」；而在腦子就「入魔」了。

而其發生之原因，太多是過度勉強的運氣、練氣、或奇怪的功法，以致超過了生理能承受的強度，導致經絡走位、血液妄流——「走火入魔」。此外，嚴重的外傷則是另一個可能產生走火入魔的原因。

所以修煉功夫，都要由正確的方法，溫和地循序漸進，以免走火入魔而成了畸人抑士。

17 收功目的是為什麼？

各種不同的功夫，太極拳、八段錦……只要是內功，師父就一定會交代「最後要收功」。

外功修煉三、六、九諧波，尤其是第九諧波。第九諧波（三焦經）是可以遊走全身之振動，也是發外氣的來源。

其實不論你發不發氣，第九諧波這個體表之氣是無法留在體內的。而練習了一段時間的功法，無論你內功多精深，總有些氣（振動）會留在體表的腠理間，如果不將這個能量收到內裡來，過一會兒就會消散得無影無蹤——功不歸己。

收功的目的，就是將這個仍留在體表，甚至在三（脾經）、六（膽經）的能量，引導至腎經（二）及肺經（四）。這個振動能幫助下部、中部之共振狀態，久了就像練習投籃一樣，又多投了幾次練習球，自然而然也就加強了下部或中部之共振特性，進而吸收成為身體的一部分功能，而提昇了腎氣，也推進了健康。

在我們日常生活之中，總是三、六、九諧波組成的外功，與二、四、六諧波組成的內功在交換、爭取能量。

心臟只有一個，這是所有各種氣功能量的來源，一個多了，另一個就一定要少些。但有些基本功課卻是內外功共同的。

❖ 把身體各部位的共振做好

所謂氣的流動受阻，就是共振狀態被破壞了。

最大的影響自然是來自**骨架**。因為血管是架在骨頭上的，由骨頭將之撐開，要能振動良好，架子就需要是打開的、正直的、在正確的位置上。所以**姿勢端正、頂天立地，是最基本的要求。**如果骨頭位置不對、受傷、變形，都是對共振狀態的最大傷害。

下一個要點就是**筋肉**了。筋是連結骨頭用的，所以傷筋動骨就是大傷，不容易復原。因為復原最重要是依靠血液帶來的物質、營養、能量和氧氣，而傷筋動骨就讓血液流不到最該去的地方，這個傷害自然是久久不能復原。骨頭斷了、損了，總是將之固定在正確的位置上，一方面讓復原筋骨生長在正確的位置，也可讓血循環保持一個好的流動性。

至於肌肉受傷，也一樣會阻礙到血循環，因而不能產生共振，這也就是丹田的概念。每一塊肌肉能改善共振狀態，這塊田就愈肥沃，共振就能愈好。共振愈好，血循環就愈好，又改善了共振……。這就是練功的良性循環，因而丹田愈發肥沃，身體氣血愈順暢。反之亦然。

這是所有氣功的基礎，也沒有內功、外功的區別。

◆實測練功後振幅變化

寫到這裡，我們談了這麼多，大家或許也會好奇，在練功前後用脈診儀測試，可以看到什麼樣的變化？

其實這部分，我們的團隊不定時也做了些測試，並將結果分享在「米安科技—王唯工—脈診儀」臉書粉絲頁。以下就引用幾則與練功（運動）或腎經相關的，提供參考。（振幅變化圖請參見一五二頁）

【功法】楊家老架一〇八式太極拳第一段

〔套拳第一節〕

平立無極式↓起勢（式）↓單鞭↓提手上勢↓白鶴亮翅↓摟膝坳步↓手揮

琵琶↓摟膝坳步↓手揮琵琶↓大搬攔捶↓十字手↓收勢

測量練拳前和練拳後，橈動脈頻譜的變化結果如圖①，C4肺經、C7膀胱經、C8大腸經、C9三焦經能量增加都相當顯著。肺經的變化和太極拳的雲手、掤勁較深沉的運動到肋間肌有關，膀胱經的變化和立身中正與鬆背、轉腰有很大的關係，至於和大腸經、三焦經的增強則可能與虛靈頂勁鬆開脖子的肌肉有關係，似乎對改善頭上血液循環有很大的幫助。

小結：太極拳的幾個關鍵動作和心法，對於胸背、肩頸的氣血循環有很大的影響，勤練太極拳對於養生還是有很大幫助的。

【重訓】重訓基本功夫：伏地挺身

今天來聊個MAN一點的話題，重訓到底對血循環的影響是什麼呢？據小編實測的結果是——可強化腎、脾、肺經的能量喔！

我們可以從圖②看出，做完兩輪共四〇個伏地挺身後，循環為了調整供給身體的需要，橈動脈壓力波中的C2被快速拉升，將近一小時才緩緩下降，C3～C4也在一個小時內有效拉抬百分之二十左右。根據王老師的共振理論，可以推論脾、肺、腎經在運動後有效的被刺激、活化，振幅增加且效用還算滿持久的。

所以心動了嗎？想要強化自己的身體，每天適量的重量訓練是CP值非常高的方式。

【重訓】重訓基本功夫：平板支撐（Plank）

至於從脈診的角度，「平板支撐」對血循環有什麼樣的改變，和「伏地挺身」有什麼樣的不同呢？

讓我們由圖③繼續看下去……

❶平板支撐對諧頻的增幅主要是集中在C2（腎經）和C5（胃經），從經絡的循行來看，這兩經交匯處就是腹部的正中處，也是核心肌群主要坐落位置。因此，平板支撐能夠充分提升核心肌群區塊的循環，達到訓練的效果。

〔和伏地挺身比較〕伏地挺身影響循環的效果較為全面，時間稍微持久一些；而平板支撐影響血液循環的區塊較為集中。

❷平板支撐大幅度減少高頻諧頻的能量（C6～C10），換句話說，做完一小時內頭上的血循環會大幅度減少。而這延伸出兩個重點：

a.如果頭上有傷、有手術或頭痛歷史的朋友，平板支撐的強度不宜太高，且時間不宜超過兩分鐘或短時間內做超過三組。

b.反過來說，平時思慮過多、煩惱過度的朋友，每天來個三組兩分鐘的平板支撐，保證讓你短時間氣力放盡，煩惱放空！

【功法】站樁數息

〔站樁數息一〇八下……〕

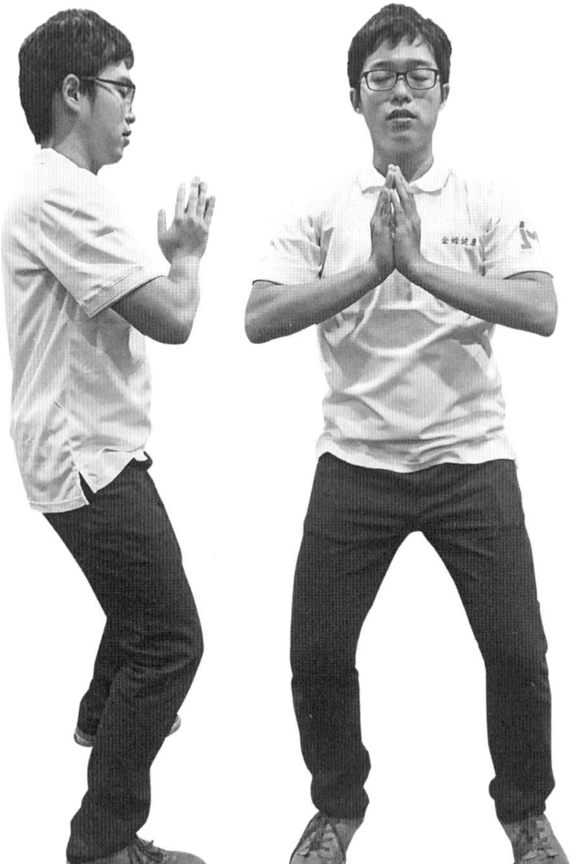

日前有粉絲留言提到王老師在電視上的站樁數息功法，從脈診儀看到變化為何，小編承諾會做個實驗。

本次實驗微觀察站樁後數息一〇八下，以前後脈象的差異做為控制、對照組，實驗結果（圖④）可以觀察到該站樁效果以減少高頻振幅為主，尤其是C9~C11走在較為表層的經絡（清陽發腠理，濁陰走五臟），並逐漸內斂氣血。十分鐘後微微的補在C1（肝經）、C2（腎經）。整體效果將外放或到頭的高頻能量降低，回流集中到低頻肝腎經絡中，產生寧心安神的功效，晚上睡前做頗為合適。

需要強提腦力思考，或有嚴重煩心之事，該功法應該會大打折扣，還是喝些好茶更有效果。若是想強行把煩心的事帶走，建議去跑個步或做些平板支撐。

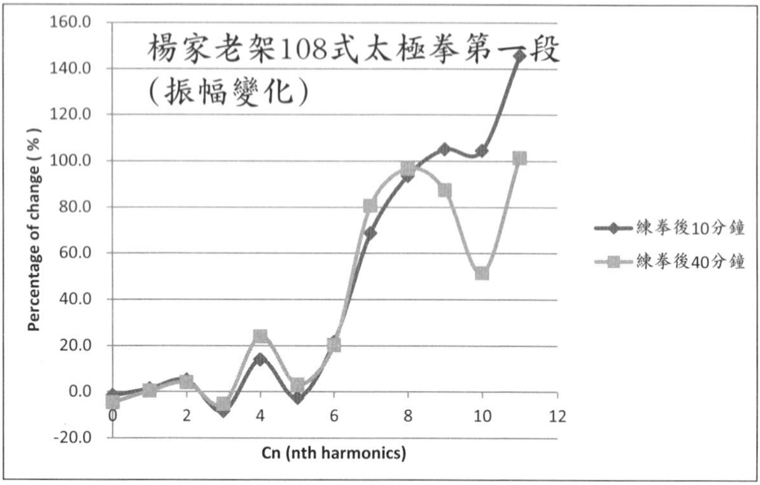

▲圖①楊家老架108式太極拳第一段之振幅變化

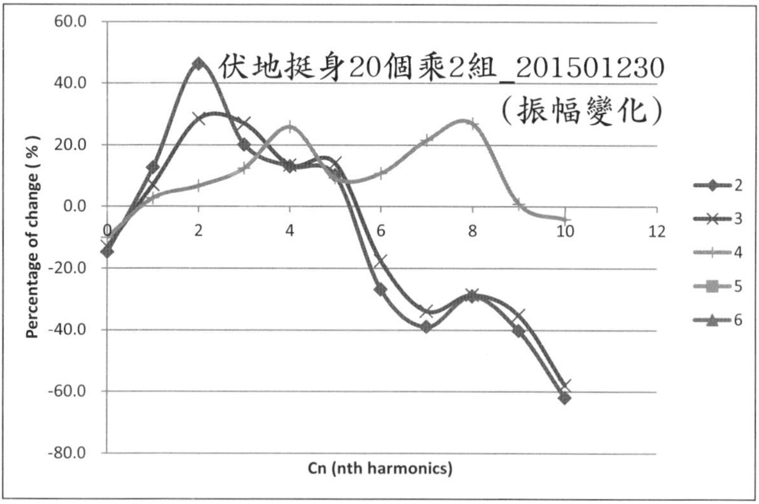

▲圖②伏地挺身兩輪40個之振幅變化

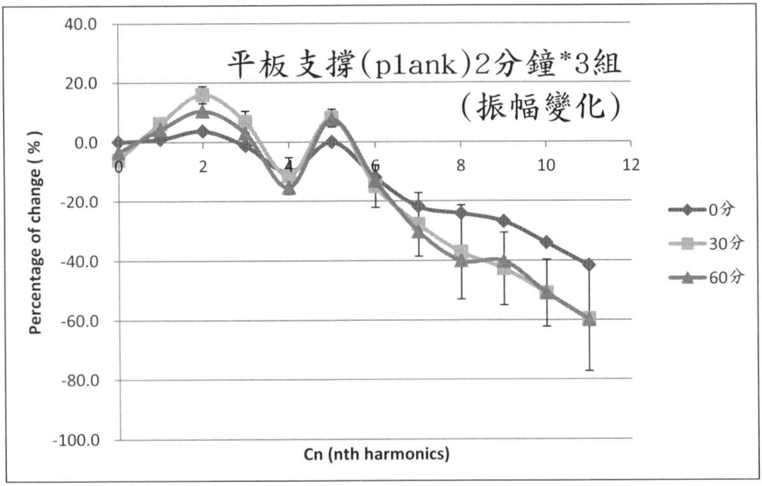

▲圖③平板支撐(plank)2分鐘之振幅變化

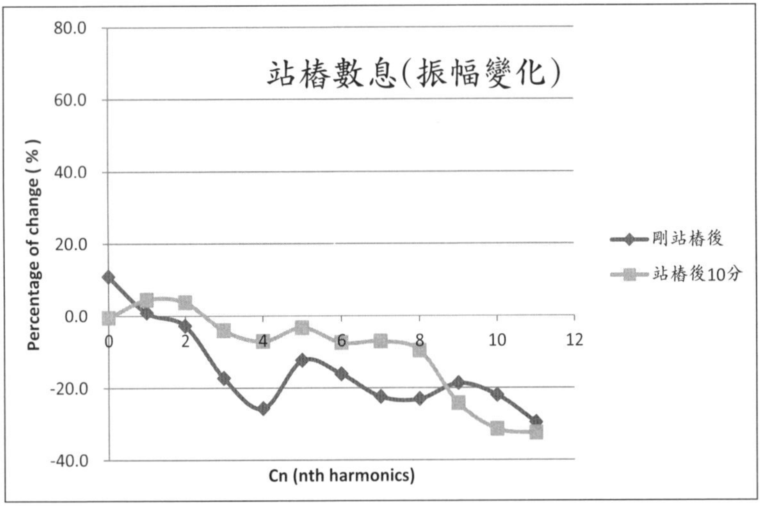

▲圖④站樁數息之振幅變化

PART

4

【實練篇】

修煉內功與腎氣的動作

人體的氣血有了初步共振，身體的穴道都沒有重大傷害，這就已是心平氣和的身體了。若要更進一步，修煉需要有些訣竅。第一個要訣就是「鬆」，接著是「運筋」和「運氣」。而放鬆是第一課，也是最難的第一步……。

18 修煉內功的要訣

人體的氣血有了初步的共振，身體的穴道都沒有重大的傷害，這就已是心平氣和的身體了。如果要更進一步，此時就需要有些訣竅。

❖內外功能量分布背道而馳❖

三、六、九諧波是把氣由內引到外的外功，比較接近人的本能。遇到危險時，腎上腺素大量分泌，血液充滿肌肉與皮下，此時會變得力大無比，人可以發出平時力量的好幾倍。

不論是準備打架、賽跑、打球、演講、演唱……，甚至是考試，相信大家都有過充分的經驗，氣血充滿全身體表，反應迅速、運動有力……但是腦子卻似乎不太靈光。

一旦事過境遷之後，就全身癱軟無力了。因為身體內第三諧波（脾經）的能量，全被抽調出來運用了。

而內功呢？卻要把血液送到二、四、六諧波去。這豈不是與外功的三、六、九諧波能量分布背道而馳！

修煉內功有訣竅

所以要修煉內功，就先得解除這個我們與生俱來的枷鎖，加強三、六、九諧波的外功，將能量送到腠理，在肌肉緊張、準備受擊時，也儲存能量準備攻擊。

第一個要訣，就是「鬆」。

鬆是最廣義的、全面的不用力也不用意。肌肉放鬆、皮膚放鬆、肚子放鬆、神經放鬆、眼光和眼神也放鬆、呼吸放鬆、嘴唇放鬆……，總而言之，全身上下一律放鬆，如棉花般的輕盈。

這是第一課，也是最難的第一步，一旦理解什麼是放鬆，也能感覺自己放鬆了沒有，又能真正的執行放鬆，那麼內功就已成就了一半。再往下的功課，也就順理成章了。

下一步，是「運筋」。

一般而言，運筋其實與瑜伽動作的目的是相似的。

當我們把骨骼已放得平整，肌肉、皮膚也都沒有外傷，那麼此時妨害氣的運行的，就是身體中的濕氣或酸水了。這時候最恰當的動作，就是拉筋。

因為酸水最容易藏的位置，而且又最妨害氣的運行的，就是筋，尤其是關節部分的筋。這個筋也包含一些固定內臟的韌帶，如腸子、膀胱、胃……等；而內臟部分就要靠呼吸來拉、來鍛鍊。練內功時，呼吸訓練是為內臟運筋的最佳動作。

再下一步，就是「運氣」了。

在談運氣前，我們先澄清一下，在內功中的氣，究竟是指什麼？

在本書，我們所談僅限於生理學上的所謂「氣」，也就是行血之氣。至於行血之後，所謂「精氣神」或「戒定慧」，除了血循環之外還有其他功能，我們就暫放一邊了。

氣行血，就是「心臟送出的血液壓力波是氣，也就是行血的動力，或行血的能量」，這個行血的效率，與組織共振狀態也是息息相關。血要送到某處，心臟要有力打出本處所需要的共振波，血管及周圍組織要順利把共振波能量送到該處，而該處之組織（主要是經絡或穴道）共振狀態要好，也就是有最低的阻抗，才能將此波動能量做為送血入組織的原動力，有效的將血液送達。

▶心臟送出的血液壓力波是氣，也就是行血的動力（能量）。行血的效率與組織（經絡或穴道）共振狀態息息相關。而運氣，就是將心跳或血液壓力波由身體中的一點，推向另一點（穴道）。

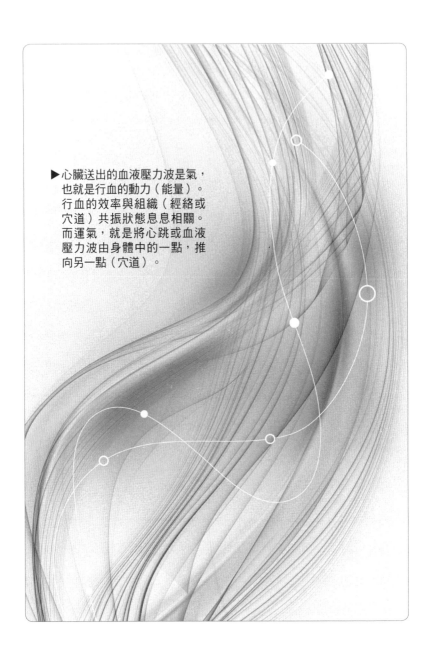

而運氣的目的，就是降低血管通路與穴道對其共振頻之阻抗。其運作的模式，是將心跳或血液壓力波試著由身體中的一點，推向另一點。所謂的點，就是穴道。如此不僅穴道的共振頻阻力變小，在兩個點之間的脈波傳送阻力，也會隨著練習次數增加而降低。脈波一次、兩次在自己控制之下，由一點傳至另一點，久而久之，身體中各條脈波通道（經絡）之脈波輸送阻抗就會逐漸降低了。

就像練習投籃，愈投愈準是一樣的道理。因為血管、肌肉、神經……等，彼此間的協調性被訓練出來，有助於投籃更準確，或血循環順暢。

19 從放鬆開始的日常修煉

腎與氣功，談到這裡也快要接近尾聲了。大家對於中醫理論所講的「腎」，有關第二諧波（腎經）的特殊性和重要性，道家的「精氣神」與佛家的「戒定慧」，以及內外功與身體兩組共振諧波的關係，經過這樣一環接一環的分辨解析，是否有覺得比較清楚了？有受到「當頭棒喝」的感覺嗎？

接下來要介紹的，是我在日常保健常做的幾個動作，用來修煉內功與腎氣，效果還不錯。同樣以君臣佐使（主輔佐引）的概念，搭配插畫做重點式解說，提供大家參考。（※手腳動作一邊做完一輪就換一邊，次數不拘，依個人的狀況衡量）

日常修煉❶【君】站樁與靜坐

①站樁

〔動作要點〕

- 兩腳張開與肩同寬。
- 腳尖朝前，雙膝微彎。
- 兩手在胸前成圈。
- 雙手合掌（手掌鏤空）。
- 十指相貼，指尖向上。

❶注意！全身放鬆，靜聽心音。

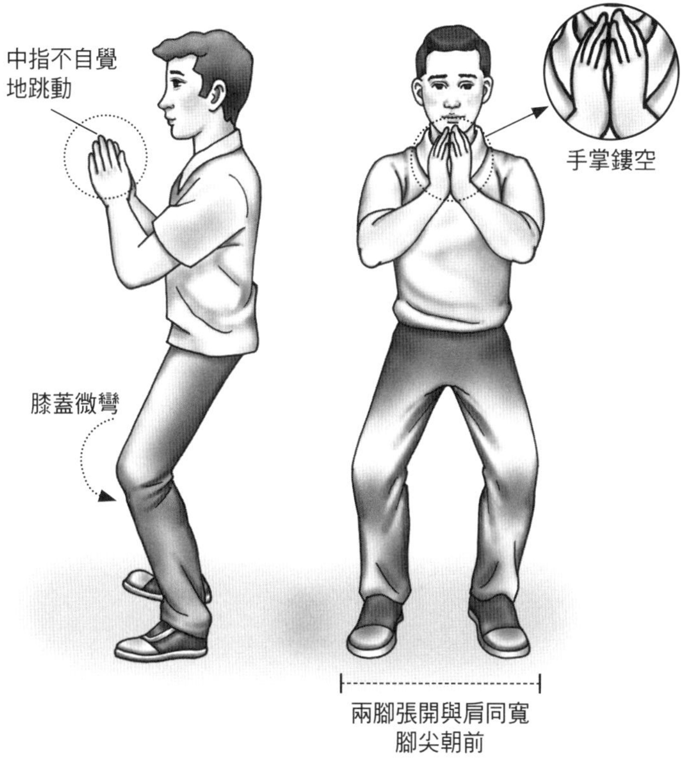

站樁要「**全身放鬆**」、「**靜聽心音**」，慢慢地就會感覺到心跳由膻中散發至中指，而相貼的兩手中指會不自覺地跳動。

此時，「**默數心跳**」自然就能忘卻紅塵。可默數數百至三、五千次，也就是五分鐘以上，或半小時、甚至一小時。

當心跳感覺非常明確，而且逐漸強烈，可嘗試將原來在中指及掌心（勞宮）的心跳感覺，試著帶到手臂、胸口、下腹，慢慢的去感覺身上比較不順暢的部位，就讓心跳在那個地方多跳幾下。

這個站樁的功法，能讓我們先學會放鬆，然後體會心跳（也就是「氣」），並漸漸的能帶著氣遊走於身上各部位，自然也就學會了運氣。

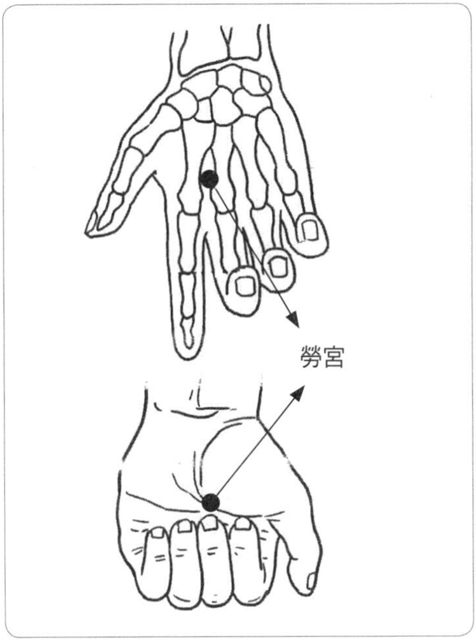

②靜坐

〔動作要點〕

- 下半身輕鬆坐（不用勉強盤腿，而使骨盆歪斜）。
- 雙手輕鬆放在腿上。
- 背打直，坐姿端正。
- 兩眼微張。

⬇注意！脊椎要正，靜聽心音，靜數心跳，呼吸平穩輕鬆。

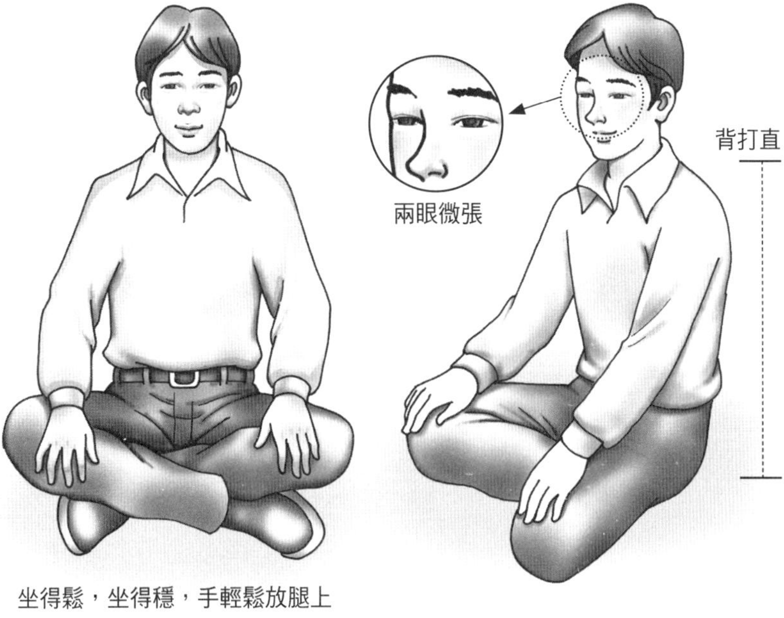

坐得鬆，坐得穩，手輕鬆放腿上

靜坐這個題目的討論已經太多了，其實最重要就是要坐得鬆、坐得穩，至於什麼盤不盤腿，單盤或雙盤，都不是重點。

姿勢要端正，尤其是脊椎。骨盆要平衡、平穩。

呼吸平穩輕鬆，靜聽心音，靜數心跳，自然百念不興，心如止水。

❖日常修煉❷【臣】睡前躺床上做三式❖

①足跟往臀部敲

〔動作要點〕

- 身體放鬆躺在床上。
- 一腳伸直，另一腳抬起，大腿與身體約呈九〇度。
- 以膝蓋為軸心，腳上下運動，足跟盡量往臀部敲。

（放床上的腳亦可屈起，手抱膝，另一腳敲臀部）

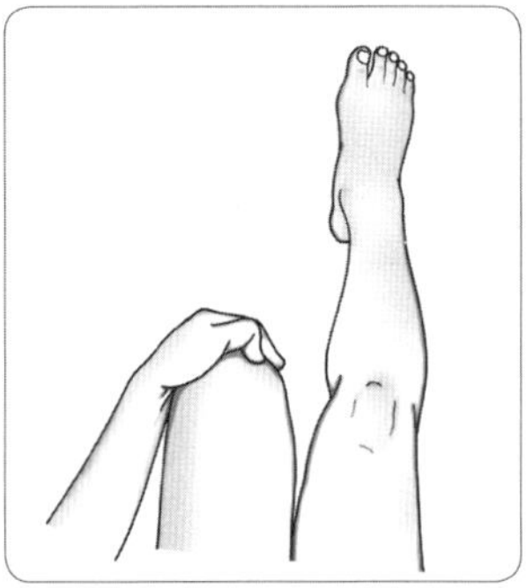

▲手抱膝，另一腳敲臀，也是一種做法。

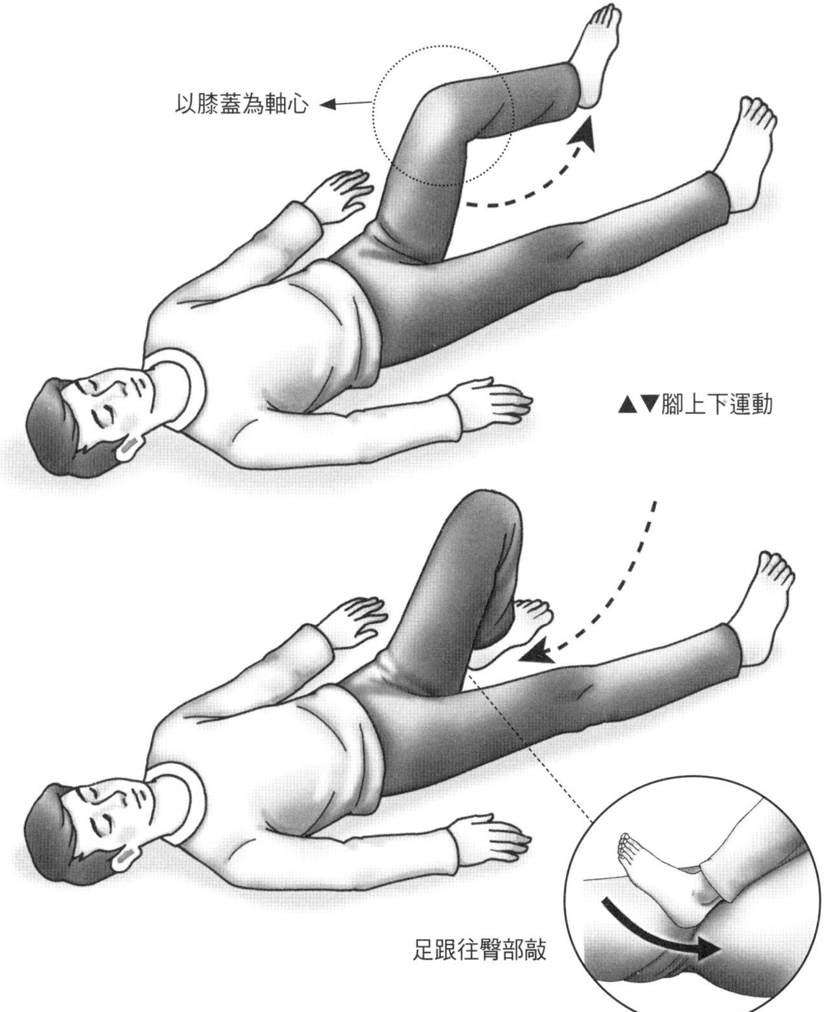

▲這動作是睡覺前躺床上做的。注意要全身放鬆，一腳伸直放在床上，或屈起以手抱膝（看哪個動作輕鬆，隨個人選擇），另一腳以膝蓋為軸心，上下運動，足跟盡量往臀部敲，這是最大的重點。

② 抬腳按摩

〔動作要點〕

- 抬起一腳，大腿與身體約呈九〇度，或往身體再靠近些。（另一腳可伸直，如上圖；或是腳踩床面、膝蓋彎曲，如下圖）
- 用兩手由下往上按摩小腿和大腿內側與外側。

注意！身體放輕鬆，配合按摩動作自然轉動。

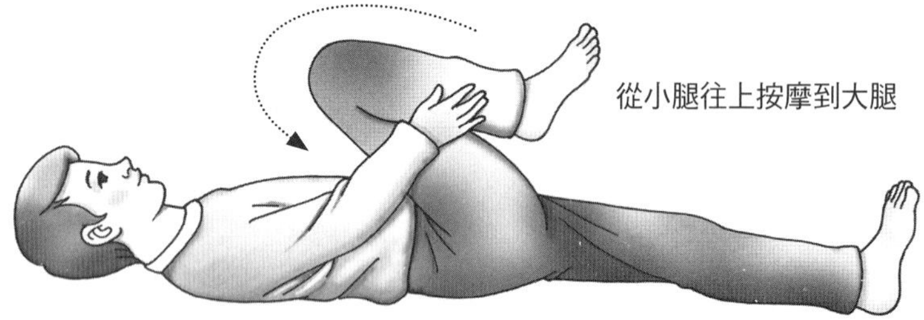

從小腿往上按摩到大腿

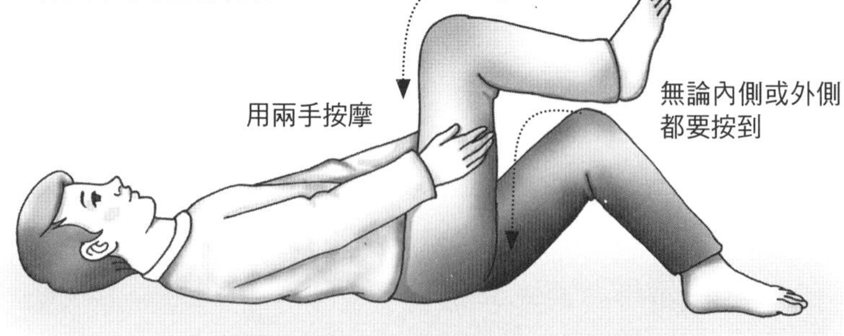
轉動身體配合按摩動作
用兩手按摩
無論內側或外側

③伸展拉筋

〔動作要點〕

- 一腳彎曲，足跟盡量貼近臀部。
- 腳用力踩床面，往前伸展，感覺大腿有拉到。
- 另一腳放床上伸直。
- 腳跟往前推，下壓，感覺小腿也拉到。

注意！在床上做動作（運動），躺的床最好不要選太軟的。

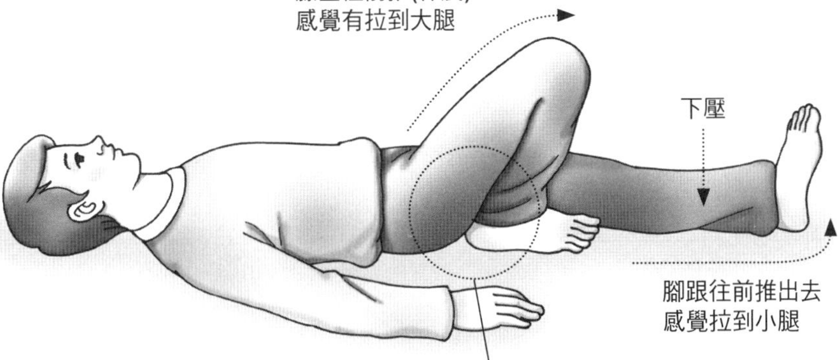
膝蓋往前推(伸展)
腳後跟盡可能貼臀
用力往下踩

❖日常修煉❸【佐】走路❖

〔動作要點〕

- 眼睛看前方。
- 抬頭挺胸。
- 腳踏實地。
- 雙手自然擺動。

❶注意！不要彎腰駝背，要配合心跳走路。加強各部位與心跳的協調性，也是「煉丹」的方式。

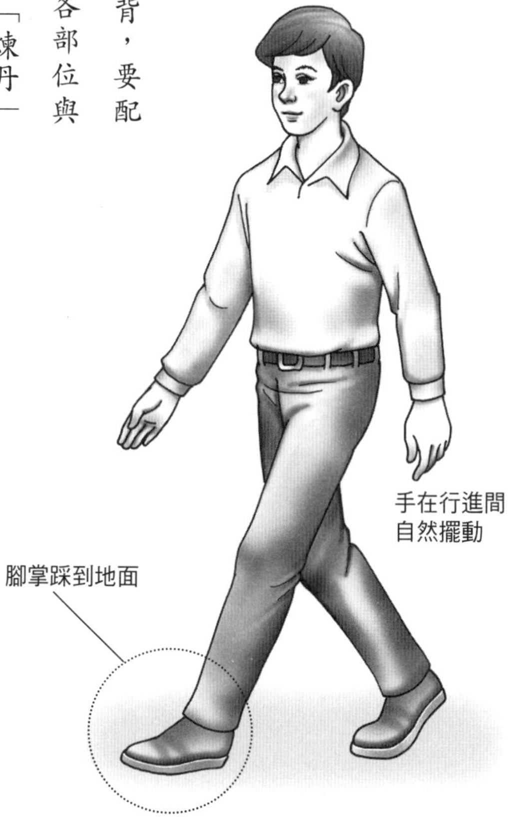

❖日常修煉❹【使】拍打衝脈與環跳穴

①**拍打衝脈**

〔動作要點〕

• 自然站立。
• 兩腳張開與肩同寬。
• 雙手握拳。
• 拍打衝脈之下丹田兩側。

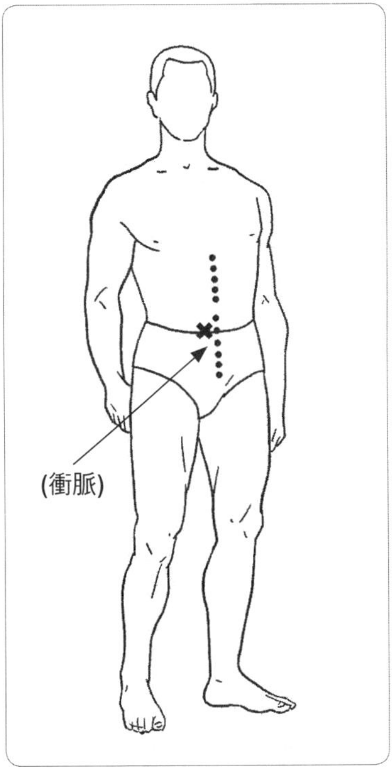

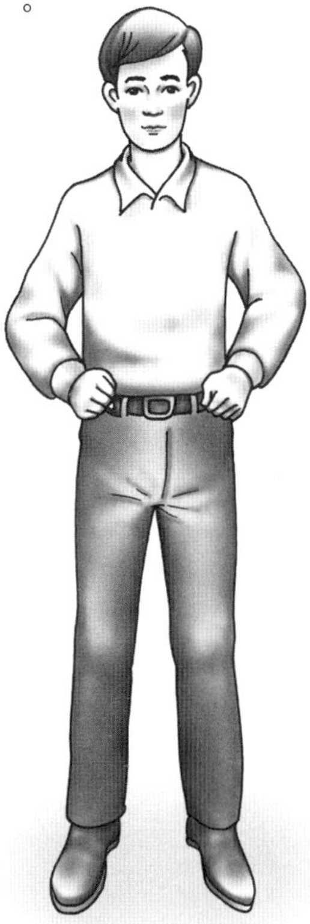

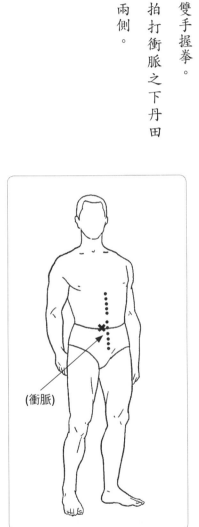

兩腳張開與肩同寬

②拍打環跳穴

〔動作要點〕

- 站立抬腳，架在支撐物上。
- 膝蓋打直。
- 以手掌（或握拳）拍打環跳及四周穴道。

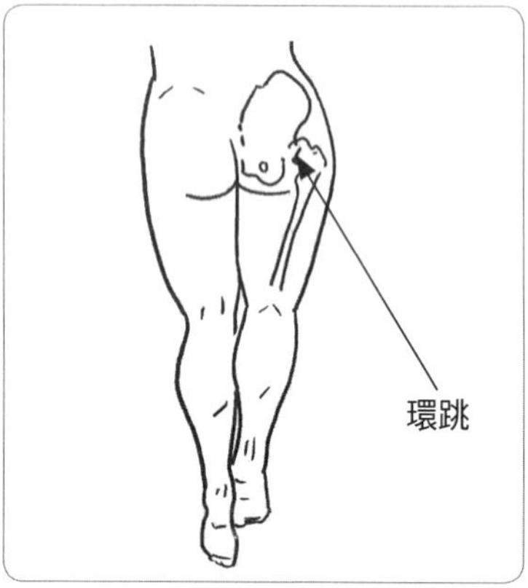
環跳

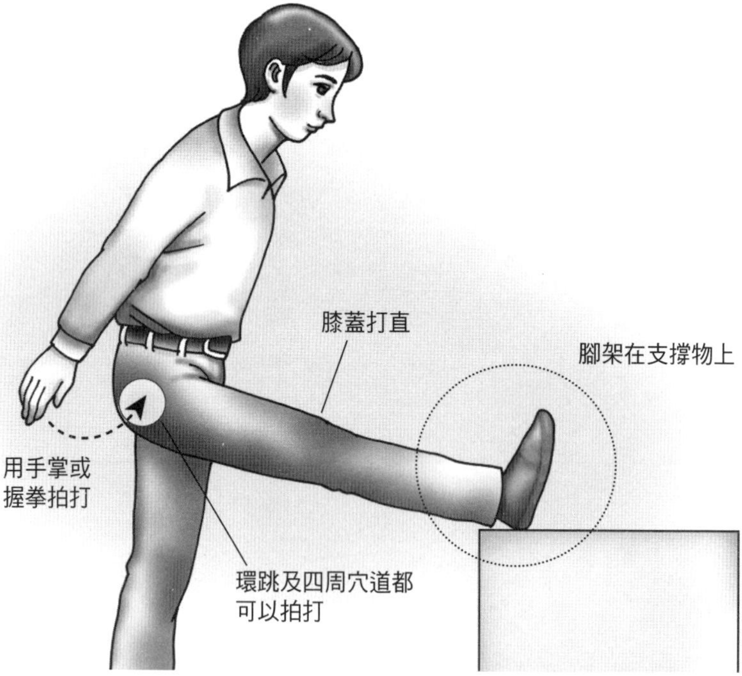
膝蓋打直
腳架在支撐物上
用手掌或握拳拍打
環跳及四周穴道都可以拍打

20 女性與男性修煉之不同

男女之最大區別在生殖系統上，而且在細胞染色體上就有不同，男女性都有二十二對染色體，加一組性染色體——男性為XY，女性則為XX。

❖男性的性染色體❖

男性由於性染色體不成一對，在基因發生錯誤的機會上就大多了。一對的染色體，其中一個有誤，可由另一個來補救，不至於產生生理上的缺陷。而男性的性染色體是不一樣的X與Y，所以只要X或Y上有任何缺陷，就一定也會在生理上表現出缺陷。

假設二十二對加一組染色體都有相同基因數的比重，那麼男性基因出錯的機會，就會比女性高約百分之八·七（二除以二十三）。如果比較一下台灣男女的平均壽命——男性七十七歲、女性八十三·六歲，其差異約百分之八·一。也是有點接近。

女性的月經

而生理上，女性最大的不同是有月經。約每月一次的排卵，以及經血的排出。在這個**月經期間，如果排經正常，量其脈象都會有肝腎氣上升的現象**，女性經期若肝腎氣上升有限，則有經血過少、經痛等問題。

中藥之調經藥，作用多為補肝腎脾及活血化瘀，但由於月經期間肝腎氣血的上升，在經期服用有失血過多之慮，因此都不建議在這時候服用。

女性在月經期間生理和情緒上的變化，很多是受到荷爾蒙分泌變化所影響。而這些荷爾蒙對於循環系統也有改變血管彈性的影響，進而對腎氣、肺氣都有直接影響，因此在量測女性脈象的時候，要把荷爾蒙周期的影響加入判斷的一部分，這就是為何中醫把脈會詢問女子是否在經期的原因。

女性練功有禁忌？

所以女性在練功時，不宜意守（將心跳引導至）下丹田。因為這裡是子宮所在的位置。尤其在月經期間，一定會增加經血量，甚至引起大量出血。

古籍也有一些煉女丹的文獻，多提倡修煉雙乳。正確的來說，應以膻中、中丹田為主才是。不論是意守中丹田或按摩胸部及乳房，皆是此意，但過了更年期，就沒有這個不練下丹田的禁忌了。

後記

畫龍點睛，為中西文化融合開光

在眾多的中西歌曲中，最貼近我心的是一首讚美上帝的聖歌——〈You Raise Me Up〉，其中有一句：

Then I am still and wait here in the silence,Until you come and sit a while with me.（我靜靜的與祢同坐一會兒）

這句淺顯的白話文，不就是內功的最高境界嗎？

放下一切，超越所有的疑慮，放棄所有的思緒，靜靜的與祂坐在一起。

亞聖孟子曾說：「吾善養吾浩然之氣。」在他所著《孟子》一書中亦有名言：

「天將降大任於斯人也，必先苦其心志……，所以動心忍性，增益其所不能。」而此歌中最後一句You raise me up, to more than I can be.，不就是「增益其所不能」？但是〈You Raise Me Up〉這首歌中的心法，不是動心忍性，而是與祢靜坐一會。這使我想起了李白的詩句：「兩岸猿聲啼不住，輕舟已過萬重山。」

這本書是在我們心中盤算已久，而又下不了手的內容。賢與氣功，這兩個題目，都是中華文化中最神秘而又最隱晦的部分，自然也就是荒煙蔓草，牛鬼蛇神。

在這麼多雜亂無章而又浩瀚如海的文獻之中，要如何整理出頭緒來，幾乎是不可能的任務。

如果要一個一個理論、一個一個現象來討論，那麼幾本書也不足夠來完成這個工作。更何況有些理論只是一個人做的夢，或是某位居士練功時的個人體會……，常常是完全神來之筆、天馬行空的創作，也許將它們當作《哈利波特》或《魔戒》

來看，還比較有意義。

經過長久的思索，我們決定釜底抽薪，不再討論各個想法、做法、講法的對錯，而是直指問題的核心——

這個腎的基本生理功能究竟是什麼？

氣功其基本能量的來源是什麼？

我們專注本體，不再迷惑於表象，華麗的言辭、美豔的圖案、神奇的描述、難解的推論……，而與中醫藥理論的理解一樣，我們回到了生理學的本質，回到血循環的基本性質。

於是一層一層的剝下去，終於找到氣功的根源——能量，並選擇以數學——一個最純淨而完全沒有情緒的純粹邏輯做為手段。在這個過程中，我們快刀斬亂麻，直接分析了內功、外功的本質，撥開遮眼雲霧，只見一輪明月照耀大地，讓大千世界一切皆清晰能見。

我們在本書也只是提出一個看法、一個說法，還請大家努力的找出漏洞，盡力的作出批判。但是一切要根據邏輯。「理性」的討論總是能讓我們愈發接近一件事或物的本質！

延伸閱讀

這幾年，我們的研究團隊就脈診實驗發表了許多論文，相關文章並刊登在中英文期刊。以下兩篇是有關改善腎經的論文摘要，附上查閱網址，有興趣的讀者可以直接下載參閱。

❖ **題目：Effect of acupuncture at tai-tsih (K-3) on the pulse spectrum.**

作者：王唯工、徐則林、張修成、王林玉英（Wang WK, Hsu TL, Chang HC, Wang YY）

刊登期刊：The American journal of Chinese medicine. 1996;24:305-13.

摘要：針灸太谿改善腎經（C2能量上升）

期刊官網：http://www.worldscientific.com/worldscinet/ajcm

論文網址：https://goo.gl/t664dA

❖ **題目：Liu-wei-dihuang: a study by pulse analysis.**

作者：王唯工、徐則林、王林玉英（Wang WK, Hsu TL, Wang YY）

刊登期刊：The American journal of Chinese medicine. 1998;26:73-82.

摘要：六味地黃丸改善腎經（C2能量上升）

期刊官網：http://www.worldscientific.com/worldscinet/ajcm

論文網址：https://goo.gl/d2RKNX

國家圖書館出版品預行編目資料

以腎為基(改版)：用現代科學看中醫腎脈，解析傳統氣功養生源流／王唯工，王晉中著. -- 二版. -- 臺北市：商周出版：家庭傳媒城邦分公司發行，2023.03
面； 公分. --(商周養生館；58)
ISBN 978-986-477-299-5（平裝）

1.中醫 2.養生 3.腎臟

413.21　　10613133

線上版讀者回函卡

商周養生館58

以腎為基（改版）——用現代科學看中醫腎脈，解析傳統氣功養生源流

作　　者／王唯工、王晉中
企畫選書／黃靖卉

版　　權／吳亭儀、林易萱、江欣瑜
行銷業務／周佑潔、黃崇華、賴正祐、賴玉嵐
總 編 輯／黃靖卉
總 經 理／彭之琬
第一事業群總經理／黃淑貞
發 行 人／何飛鵬
法律顧問／元禾法律事務所王子文律師
出　　版／商周出版
台北市104民生東路二段141號9樓
電話：(02) 25007008　傳真：(02)25007759
E-mail：bwp.service@cite.com.tw
發　　行／英屬蓋曼群島商家庭傳媒股份有限公司城邦分公司
台北市中山區民生東路二段141號2樓
書虫客服服務專線：02-25007718；25007719
24小時傳真專線：02-25001990；25001991
服務時間：週一至週五上午09:30-12:00；下午13:30-17:00
劃撥帳號：19863813；戶名：書虫股份有限公司
讀者服務信箱：service@readingclub.com.tw
城邦讀書花園 www.cite.com.tw
香港發行所／城邦（香港）出版集團
香港灣仔駱克道193號_ E-mail : hkcite@biznetvigator.com
電話：(852) 25086231　傳真：(852) 25789337
馬新發行所／城邦（馬新）出版集團【Cite (M) Sdn Bhd】
41, Jalan Radin Anum, Bandar Baru Sri Petaling, 57000 Kuala Lumpur, Malaysia.
電話：(603) 90563833　傳真：(603) 90576622

封面設計／行者創意
版面設計／林曉涵
內頁排版／林曉涵
內頁插畫／黃建中、陶一山（經絡穴道圖）
印　　刷／中原造像股份有限公司
經 銷 商／聯合發行股份有限公司　新北市231新店區寶橋路235巷6弄6號2樓
電話：(02) 29178022　傳真：(02) 29110053

■2017年9月12日初版
■2023年3月23日二版一刷
Printed in Taiwan

定價300元

城邦讀書花園
www.cite.com.tw
 ISBN 978-986-477-299-5